脳神経外科
外視鏡手術Professional
顕微鏡・神経内視鏡の理解を踏まえて

EXOSCOPY

監修
齋藤 清
福島労災病院院長／福島県立医科大学名誉教授

編集
永谷 哲也
日本赤十字社愛知医療センター名古屋第二病院
脳内視鏡センター長／脳神経外科部長

木下 学
旭川医科大学脳神経外科学講座教授

新妻 邦泰
東北大学大学院医工学研究科神経再建医工学分野教授

MCメディカ出版

序文

　脳神経外科領域における外視鏡（exoscope）に関する論文は、2008年にMamelakらにより発表された独自開発の外視鏡と保持装置を用いた報告が最初と考えられる[1]。これは動物を使っての安全性と操作性を検証した実験的な報告であったが、彼らは2010年には臨床でのpreliminary reportを発表している[2]。彼らの外視鏡に対する開発コンセプトは手術顕微鏡に代わる新しい光学機器を造るということであり、将来顕微鏡と同等、あるいはそれ以上の操作性を有することを目標とした。しかし、いくつかの場面で経験されたことは立体視ができないことに起因する問題で、時に手術操作の追行ができなくなる事態が生じた。

　これにより、立体外視鏡の開発が次の課題として浮かび上がった。Nishiyamaらはこの問題に応えるかたちで2014年に高精細カメラを搭載した立体視の可能な外視鏡による臨床使用例をまとめ、それ以降の外視鏡のあるべき方向性を示している[3]。同時に、神経内視鏡手術は低侵襲手術というキーワードの下に経鼻頭蓋底手術、チューブリトラクター手術、内視鏡下開頭術の方向に進化してきた。

　一方、外視鏡はこうした内視鏡の頭蓋内病変への進出を受けて内視鏡の欠点である鏡筒の手前部分の死角や内視鏡手術には不向きな脳表の病変等の観察に使用することが可能である。多くの術者が、外視鏡支援内視鏡手術と呼べるような使い方を工夫するようになった。また、Paniherらは外視鏡の効用として、内視鏡の死角補助だけでなく内視鏡手術の習得にも有用であるとユニークな見解を示している[4]。そして近年、従来に比し大型のフロアスタンド式外視鏡が出現し、脳神経外科手術の様相を変えたことは周知のとおりである。

文献

1) Mamelak AN, et al: A high-definition exoscope system for neurosurgery and other microsurgical disciplines: preliminary report. Surg Innov 15: 38-46, 2008
2) Mamelak AN, et al: Initial clinical experience with a high-definition exoscope system for Microneurosurgery. Neurosurgery 67: 476-83, 2010
3) Nishiyama K, et al: A novel three-dimensional and high-definition flexible scope. Acta Neurochir (Wien) 156: 1245-9, 2014
4) Paniher, et al: Learning neuroendoscopy with an exoscope system (video telescopic operating monitor): Early clinical results. Asian J Neurosurg 11: 421-6, 2016

以下に現状での考えられる外視鏡の特色、利点を挙げる。
1. 内視鏡のように術野の一部を占拠しない。
2. 術野の手前部部分に内視鏡のような死角がない。
3. 3D化、高精細化によりいわゆるmicroscopic surgeryが可能。
4. 視軸の自由度が高く、患者の体位の選択、術者の姿勢に与える影響が少ない。
5. 画像支援等、内視鏡を含めた他のデジタル画像技術との統合化が容易である。
6. 大画面ディスプレイによる画像共有は教育面でも有用である。

　以上のような外視鏡の特性と今後の技術の進歩を考えたとき、将来、外視鏡が脳神経外科における直達手術の光学機器として主力を担っていくと考えるのが自然であろう。また、さきに述べた外視鏡支援内視鏡手術の例からは、外視鏡手術というものは内視鏡も含め考えるべきと思われる。

　これらの背景に加え今後、国内の多くの施設で新たに外視鏡の導入が進むと予想されること、以上から外視鏡をよりよく使うために体系的な教科書の必要性を感じるに至り、本書は企画された。編集にあたっては、以下の3点を重視し全体を構成した。
1. 外視鏡手術と一口にいっても使用機材、術式によって機器のセッティングや体位には特有の配慮が必要である。
2. 内視鏡にしても外視鏡にしても、基本的操作、手術の考え方の基本は顕微鏡手術にある。
3. 対象読者は専門医取得前後の若手脳神経外科医とする。

　全体の構成としては総論と各論に分け、総論では外視鏡手術を始める前に必要な顕微鏡手術の基本と内視鏡操作の要点を解説した。また各論では腫瘍、血管障害を中心に臨床の場で遭遇する頻度の高い疾患を取り上げ、腫瘍、血管障害に関しては顕微鏡手術との比較を示した。さらにケースカンファレンスとして、若手、中堅の術者によるプレゼンテーションと疑問に対するエキスパートの応答を掲載するなど、より実際の手術室でのやり取りに近いかたちを紙面で再現するよう工夫した。

　いずれの章もエキスパートから分かりやすく解説をいただいた。本書が今後、脳神経外科手術の主役として活躍する若手の一助となれば幸いである。

2025年3月

日本赤十字社愛知医療センター名古屋第二病院脳内視鏡センター長／脳神経外科部長
永谷 哲也

脳神経外科 外視鏡手術Professional
顕微鏡・神経内視鏡の理解を踏まえて

CONTENTS

序文 ……………………………… 3
監修・編集・執筆者一覧 ……………… 8
本書の使い方 ……………………… 10

I部 総論

第1章 外視鏡を始める前に

A 脳神経外科手術の神髄
　基本技術と哲学 …………………………………… 12

B 顕微鏡手術の基本
　1) 基本開頭の考え方 ―皮切から閉頭まで …………… 16
　2) 鏡視下手術時代に再考する、顕微鏡手術の基本 …… 24

C 神経内視鏡手術の基本
　歴史的背景と変遷／基本手技 ……………………… 29

D 外視鏡の開発経緯・特徴 ▶WEB動画 ……………… 35

第2章 外視鏡の特徴・使い方

A ORBEYE …………………………………………… 44
B VITOM 2D/3D …………………………………… 50
C 外視鏡手術の実際 ………………………………… 57
D 臨床でのVITOM・ORBEYE・KINEVOの比較 …… 68

Ⅱ部　各論

第3章　疾患別の治療

A　腫瘍（大脳鎌髄膜腫、テント髄膜腫をもとに）
1）序論：脳腫瘍における外視鏡手術 …………………………………… 76
2）大脳鎌髄膜腫の顕微鏡手術 …………………………………………… 80
3）大脳鎌髄膜腫の外視鏡手術 ……………………………… WEB動画 … 86
4）テント髄膜腫の顕微鏡手術 ……………………………… WEB動画 … 91
5）テント髄膜腫の外視鏡手術 ……………………………… WEB動画 … 97

B　血管障害
1）序論：血管障害における外視鏡手術 ………………………………… 104
2）中大脳動脈瘤：顕微鏡、外視鏡の比較 ………………… WEB動画 … 109
3）前交通動脈瘤：顕微鏡、外視鏡の比較 ………………… WEB動画 … 115
4）中大脳動脈瘤　～外視鏡下クリッピング術を施行した一例～ ……… 122
5）血管吻合における外視鏡の可能性　～外視鏡下STA-MCA bypass術～ … WEB動画 … 127

C　その他の疾患への応用
1）MVD：顕微鏡、外視鏡の比較 ………………………… WEB動画 … 134
2）脊椎脊髄疾患：顕微鏡、外視鏡、内視鏡の比較 …………………… 144
3）外傷における外視鏡の役割 …………………………………………… 152
4）小児脳神経外科における外視鏡の役割 ……………………………… 160

第4章　始めよう、外視鏡手術

A　膠芽腫の外視鏡手術
1）左小脳半球に生じた膠芽腫の一例：質問・反省点 …… WEB動画 … 168
2）グリオーマ手術における止血法と3D外視鏡システムにおける
　　テクスチャーの作り方：エキスパートからのアドバイス …… WEB動画 … 172

B　転移性腫瘍の外視鏡手術
1）小脳転移性腫瘍の一例：質問・反省点 ………………… WEB動画 … 178
2）ORBEYEを用いた外視鏡手術：エキスパートからのアドバイス …… 183

C CEAの外視鏡手術
1) CEAの顕微鏡手術：これから外視鏡手術を行うために ………… 187
2) CEAの外視鏡手術の基本：エキスパートからのアドバイス ….. 191

D 脳動脈瘤の外視鏡手術
SAHや困難な動脈瘤への対処法：エキスパートの視点から ……… 194

Ⅲ部 座談会

第5章 外視鏡のいまとこれから
特徴・利点と課題 ……………………………………………………… 204

WEB動画の視聴方法 ……………………………… 217
索引 ……………………………… 218

 マークが付いた項目に関連した動画を専用WEBサイトで視聴できます。

監修・編集・執筆者一覧

【監修】

齋藤 清　　福島労災病院院長／福島県立医科大学名誉教授

【編集】

永谷 哲也　　日本赤十字社愛知医療センター名古屋第二病院脳内視鏡センター長／脳神経外科部長
木下 学　　旭川医科大学脳神経外科学講座教授
新妻 邦泰　　東北大学大学院医工学研究科神経再建医工学分野教授／
　　　　　　同 医学系研究科神経病態制御学分野教授

【執筆者一覧】

I部 第1章

齋藤 清　　福島労災病院院長／福島県立医科大学名誉教授
面髙 俊介　　広南病院血管内脳神経外科部長
遠藤 英徳　　東北大学大学院医学系研究科神経外科学分野教授
渡邉 督　　愛知医科大学脳神経外科教授
西山 健一　　新潟県はまぐみ小児療育センター脳神経外科診療部長
名取 良弘　　飯塚病院副院長・脳神経外科部長
岡 一成　　飯塚病院予防医学センター

I部 第2章

村井 保夫　　日本医科大学脳神経外科大学院教授
大石 誠　　新潟大学脳研究所脳神経外科学分野教授
岩味 健一郎　　名古屋大学大学院医学系研究科脳神経外科講師

II部 第3章

木下 学　　旭川医科大学脳神経外科学講座教授
浜崎 禎　　琉球大学大学院医学研究科脳神経外科学講座教授
矢野 茂敏　　南福岡脳神経外科病院理事長・病院長
平岡 史大　　南福岡脳神経外科病院脳神経外科部長

上田 隆太	南福岡脳神経外科病院脳神経外科
新妻 邦泰	東北大学大学院医工学研究科神経再建医工学分野教授／同 医学系研究科神経病態制御学分野教授
豊田 真吾	関西ろうさい病院脳神経外科主任部長
横田 麻央	愛知医科大学脳神経外科
村上 知義	関西ろうさい病院脳神経外科副部長
戸田 弘紀	医学研究所北野病院脳神経外科主任部長
内門 久明	医療法人ニューロスパインうちかど脳神経外科クリニック院長／医療法人繁桜会馬場病院せぼね内視鏡センター
永谷 哲也	日本赤十字社愛知医療センター名古屋第二病院脳内視鏡センター長／脳神経外科部長
平山 龍一	大阪大学大学院医学系研究科脳神経外科学
横田 千里	大阪大学大学院医学系研究科脳神経外科学
貴島 晴彦	大阪大学大学院医学系研究科脳神経外科学教授

II部 第4章

大石 知也	浜松医科大学脳神経外科
黒住 和彦	浜松医科大学脳神経外科教授
瀧野 透	新潟大学脳研究所脳神経外科学分野
三橋 大樹	新潟大学脳研究所脳神経外科学分野
星隈 悠平	大阪大学大学院医学系研究科脳神経外科学
村上 知義	関西ろうさい病院脳神経外科副部長
豊田 真吾	関西ろうさい病院脳神経外科主任部長
峯 裕	埼玉医科大学病院脳神経外科准教授／東京医療センター脳神経外科副医長

III部 第5章

永谷 哲也	日本赤十字社愛知医療センター名古屋第二病院脳内視鏡センター長／脳神経外科部長
木下 学	旭川医科大学脳神経外科学講座教授
園田 順彦	山形大学医学部脳神経外科学講座主任教授
新妻 邦泰	東北大学大学院医工学研究科神経再建医工学分野教授／同 医学系研究科神経病態制御学分野教授

本書の使い方

- 本書の情報は 2025 年 1 月現在のものです。
- 本書で示す製品名では原則として、®、™は省略しています。
- 本書で取り上げる製品の解説には、一部適応外（承認外）使用も含まれます。実際の使用・施行にあたっては、必ず個々の添付文書を参照し、その内容を十分に理解したうえでご使用ください。
- 適応外（承認外）使用については、十分なinformed consentと院内倫理委員会の承認を得たのちに、経験値の高い指導者のもとで適切に実施してください。
- 本書の編集制作に際しては、最新の情報を踏まえ、正確を期すように努めておりますが、医学・医療の進歩により、記載内容が適切でなくなってしまう場合があり得ます。また当然ながら、施設の環境、使用機器、患者の状態、術者の知識・技術等により、記載通り実施できない場合があります。上記による不測の事故に対し、著者および当社は責を負いかねます。
- 製品写真は著者またはメーカーより提供されたものを掲載しています。製品の外観は変更される可能性があります。また、製品は予告なく、販売中止される可能性がありますので、各製品の使用時には最新の添付文書などをご確認ください。

I部
総論

第1章
外視鏡を始める前に

I部-第1章 外視鏡手術を始める前に

A 脳神経外科手術の神髄
基本技術と哲学

福島労災病院 齋藤 清

1. 進化する手術機器と手術文化

　手術は文化であり、手術文化は手術機器とともに発展する。

　日本にはすばらしい食文化がある。箸は古く奈良時代から普及しているそうで、日本食文化は箸とともに発展した。日本料理は箸を使って食べることを前提として、味だけでなく美しさや繊細さを備えた文化として我々の日常を彩っている。

　杉田虔一郎先生は、杉田クリップや杉田フレームなど数多くの手術機器を開発された[1]。私はこれまで、杉田先生の開発された手術機器や手術道具を用いて手術を行ってきた。杉田先生の手術では、両サイドの助手も立体視ができる顕微鏡を用いて、助手も積極的に術野に手を入れる手術文化が育まれた（図1A）。助手が立体視できない顕微鏡を用いて術者が一人で手術を進め、助手は術野に手を出さないという手術文化もある。手術に対する考え方（哲学）の違いであり、各々の文化のなかで手術手技は極められてきた。手術機器や手術に対する考え方の違いは、異なる手術文化を育む。

　顕微鏡については、立体視のできる助手鏡を備えた顕微鏡がなくなり、擬似立体視の助手鏡のみになった。このために、助手が術野に手を入れて手術に参加する文化の継承は難しくなった。一方、内視鏡手術が普及して、顕微鏡を覗き込む手術からモニター画面を見て行う手術に世代交代が進んでいる。モニター画面なら、助手も術者と同じ術野を見ることができる。

　下垂体腫瘍に対する経鼻内視鏡手術は、Jho H-D先生の発表を見て永谷哲也先生と試行錯誤して確立した[2,3]。1999年には高度先進医療申請して実施し、その後は永谷先生が中心になって発展した（図1B）。当初は「顕微鏡でできる手術をなぜ内視鏡で行うのか」と批判されたが、内視鏡による広い視野角の術野は顕微鏡術野を凌駕すると確信して普及活動を続け、今は経鼻内視鏡手術がスタンダードになっている。

　道具や環境、時代に合わせて文化も変化する。新しい技術を取り入れることで、手術文化も進化する。モニター画面を見て行う内視鏡手術は、開頭手術についても次世代の手術文化を発展させた（図2A）。さらに、内視鏡に加えて3D外視鏡が登場し、助手も看護師や見学者も術者と同じ術野を立体視できるようになった（図2B）。モニター画面を見て行う手術文化のなかで、スコピスト（scopist）という助手の新しい仕事も生まれている[4]。

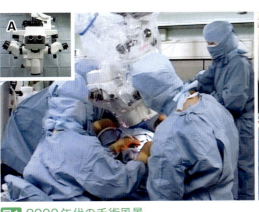
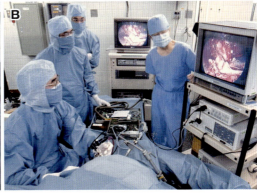

図1 2000年代の手術風景
A：助手も立体視できる顕微鏡と手術風景（名古屋大学、2005年）。
B：初期の経鼻内視鏡手術風景（名古屋大学、2000年）。

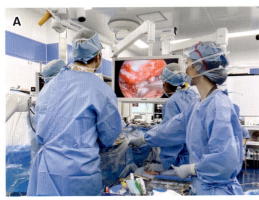
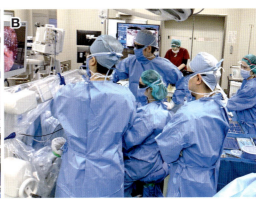

図2 2020年代の手術風景
A：Keyhole開頭内視鏡手術風景（福島県立医科大学、2020年）。
B：3D外視鏡手術風景（福島労災病院、2023年）。

2. 変わらない手術の基本技術と神髄

　我々は、いつの時代も「患者のために最善の手術」を目指している。そのために必要な手術技術を習得し、研かなければならない。手術文化は手術機器や環境とともに進化してきたが、剥離、凝固、切断、縫合などの基本技術には大きな変化はない。習得に要する努力や時間には個人差があるが、だれでも習得できるのが基本技術である。顕微鏡手術から外視鏡・内視鏡手術に変化して、「手術手技を顕微鏡で習得するかモニター手術で習得するか」という議論もあるが、どちらでも習得できるし、習得した技術はどちらの手術でも活かすことができる。

　「習得した手術技術を用いて目指す手術を完遂する」ことが、手術の神髄である。まず、手術のコンセプトを考える。患者のために最善の手術は何か、何を目指して手術するのか、そのためにどのような手術が求められるかを

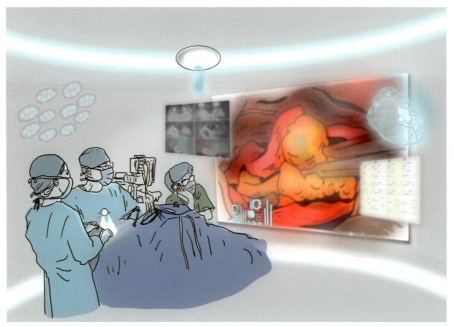

図3 近未来の外視鏡手術風景
絵：遠藤未緒（福島労災病院脳神経外科）

検討する。次に、その手術を術者の手術技術で完遂できるか、シミュレーションする。シミュレーションでは、手順ごとの視点で術野と手術状況をイメージする必要がある。シミュレーションには、3D画像や3Dモデルを用いるなど各種の方法があるが、最終的に術者の頭のなかで手順ごとイメージどおりに手術を完遂できることが重要であり、神髄でもある。

3. 脳神経外科手術の未来

術前・術中画像診断や手術シミュレーションの進歩、ナビゲーションや術中神経モニタリングの普及など、手術環境の発展に伴い脳神経外科手術も進化してきた。内視鏡に加えて外視鏡が登場し、脳神経外科の手術文化はどのように発展するのか、興味深く見守っていきたい（図3）。

Take home message

1. 道具や環境、時代に合わせて文化も変化する。新しい技術を取り入れることで、手術文化も進化する。

2. 手術文化は手術機器や環境とともに進化してきたが、剥離、凝固、切断、縫合などの基本技術には大きな変化はない。

3. 「習得した手術技術を用いて目指す手術を完遂する」ことが、手術の神髄である。

参考文献

1) Kobayashi S: Kenichiro Sugita (1932-1994): a man of innovation. World Neurosurg 75: 354-60, 2011
2) Jho H-D, et al: Endoscopic endonasal transsphenoidal surgery: experience with 50 patients. J Neurosurg 87: 44-51, 1997
3) 齋藤清ほか：Endoscopic transsphenoidal surgery. Clinical Neuroscience 18: 69-71, 2000
4) Watanabe T, et al: Combined exoscopic and endoscopic two-step keyhole approach for intracranial meningiomas. Curr Oncol 29: 5370-82, 2022

Ⅰ部−第1章 外視鏡手術を始める前に

B 顕微鏡手術の基本
1）基本開頭の考え方 —皮切から閉頭まで

広南病院血管内脳神経外科 **面髙 俊介**／東北大学大学院医学系研究科神経外科学分野 **遠藤 英徳**

1. はじめに

　脳神経外科手術において開頭は手術成功の可否に関わる重要なプロセスであり、適切になされないと術者の不必要な体力消耗や手術時間の延長、さまざまな合併症につながる可能性もある。本項では、顕微鏡手術における基本開頭の要点について体位設定や閉頭を含め概説する。

2. 体 位

　体位設定とは、手術アプローチに応じて適切な位置に頭部・身体を固定することであり、手術目的の達成と安全遂行のための重要なプロセスとなる。術野への到達・展開のしやすさの他にも術者の姿勢や患者の安全を配慮する必要があり、これらのバランスをうまく保ちながら、そのいずれにも無理が生じないような体位を取ることが求められる[1]。各部位の接触・圧迫による局所血流障害（褥瘡）、頸部や四肢の過度な屈曲・伸展による呼吸障害、静脈還流障害、末梢神経障害など、体位の取り方によって重大な合併症を生じうる。手術アプローチにより異なるが、体位の設定には基本的に以下の点に注意する。

　頭部の位置は静脈圧および頭蓋内圧を下げるために基本的に心臓より高くするが、上体を高くする際には空気塞栓に留意する[2]。下肢の静脈還流をよくするために下腿を軽度挙上する。また深部静脈血栓からの肺塞栓症を予防するために、必要に応じて間欠的空気圧迫法などの使用も考慮する。

　身体固定の際は褥瘡防止と良肢位での固定に留意する。褥瘡防止は長時間圧迫による上肢、下肢神経障害の防止にもつながる。圧迫による褥瘡を防ぐために、荷重がかかる箇所にやわらかいクッションなどを置く。身体の固定が術中のベッドの角度変換に耐えられるかを、手術開始前にシミュレーションしておく（**図1**）。

　頭部のピン固定では固定部の皮膚損傷、皮下血腫、骨折、それに伴う硬膜外血腫、固定部の脱毛等が起こる可能性がある。側頭骨鱗部や蝶形骨大翼側頭面、前頭洞直上骨といった厚みが薄い部分や、乳様突起の尾側や後頭骨下方など筋層が厚い部分、スカルピンの軸が頭蓋骨の表面に対して斜めに入る部位は固定部位として不適切である。

　頭位の設定においては顕微鏡の視軸を意識し、病変部に対して可能な限り垂直になるようにする（**図2**）。顕微鏡の視軸が傾いていると、術者の疲労度が増したり手術操作に影響を及ぼす。またアプローチに応じて頭部の

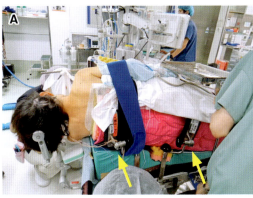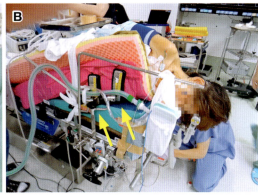

図1 Park-bench positionにおける側部支持器（矢印）を用いた体幹固定
これにより手術台のrotationを安全に行うことができる。

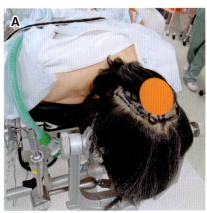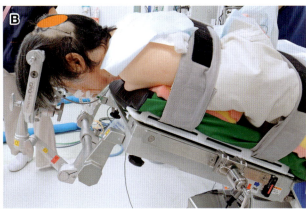

図2 傍矢状洞部髄膜腫に対するセッティング（腹臥位）
顕微鏡の視軸が腫瘍（オレンジ円）に対し垂直になるように体位および頭位を設定している。

回旋や屈曲、傾斜の程度を頚部の負担に配慮しつつ調整する。筋弛緩が効いた状況では生理的可動域を超えた過度な動きを生じやすく、これによって静脈還流が悪くなるのみならず、変形性頚椎症症例などでは神経症状を生じる可能性がある。頭部固定後は頚部の動静脈が強い圧迫を受けていないか、いずれの方向にも強い力が加わっていないか、ヘッドフレームが顔面、頭部、耳介のいずれにも接触していないか確認する。

Tips

- 術野→開頭→体位の一連の流れを術前に思い描くことが適切な体位設定につながる。
- 強めの頚部回旋などが想定される場合には、術前にベッドサイドで体位取りシミュレーションを行っておく。

3. 皮膚切開

開頭に必要な骨露出範囲に応じて必要な皮膚切開が決まる。前頭側頭開頭であればpterion部と眼窩上縁、必要な側頭葉の露出

範囲から皮切の下方と内側の両端の位置が決まる。傍正中病変では上矢状静脈洞をまたぐ皮膚切開と開頭が必要かどうか、術前に検討しておく。

　血流保持の観点から、皮弁は栄養動脈の血流を尾側から受けるようにデザインし、非切開部分である間口の長さが奥行きよりも大きいことを原則とする。奥行きが長すぎる皮弁は最深部で壊死を来しやすい。術中の脳動脈損傷に対応できるように皮膚の動脈を温存し、もし動脈を使用した場合でも、術後の皮膚の血行が維持されるような切開を検討する。典型的な前頭側頭開頭では、浅側頭動脈の前頭枝や頭頂枝をどのように処理するかを検討する。さらに疾患や患者年齢によっては、将来再開頭することも考慮した皮膚切開と皮下動脈の温存が求められる。

　皮弁の多くは術中に翻転した状態に置かれるが、その際にも配慮が必要である。前頭開頭の際に翻転する前頭部の皮弁が厚く硬い場合、無理な力を加えて翻転したり、術中に意識しないまま助手が皮弁の上に手を置いて圧迫してしまったりすると皮弁の折れ曲がりの部位でストレスがかかり、術後に壊死を来すことがある。前頭部では、翻転した皮弁が術中に眼球を圧迫することによる失明の合併症が知られている[3]。開頭が終了した段階で皮膚を牽引するフックの方向や張力が適切かどうかを確認するとよい。

　頭皮では皮膚層と帽状腱膜を一塊として切開することが多いが、このときに見られる出血には、真皮層の小血管からの静脈性出血と真皮と帽状腱膜の間を走行する比較的太い動静脈からの出血がある。頭皮直下には固い頭蓋骨があるため、指で断面を押さえながら切開すれば割面の血管からの出血がコントロール可能である。皮下の大きな血管からの出血はバイポーラなどで確実に止血し、さらに頭皮クリップを挟んで止血を得る。

　皮膚の切開には通常のメスの他にもタングステンメス（マイクロ針電極）は、火傷を避けるために適切に使用すれば、頭皮の出血を抑えるのに有用である[4]。頭皮クリップや創縁ガーゼ、エピネフリン入り局所麻酔は阻血を含めた創傷治癒を考慮して使用する。

4. 筋層の翻転

　筋肉の操作で留意すべき点は、挫滅させないこと、筋線維を保つこと、牽引しすぎないことである。通常の前頭側頭開頭における側頭筋の切開などやむを得ない場合もあるが、筋層の切開は術後の筋萎縮につながり、また筋層内は出血しやすく、出血量コントロールの観点からも可能な限り避ける工夫を考える。正中後頭下開頭では両側の後頚筋群が正中で腱となって癒合し白線を形成しており、この部分を切開すればほとんど出血は見られない。同様に、後頭下開頭や椎弓切除で筋層を骨から剥がす場合も、その付着部は必ず腱となって骨膜に移行しているので、まず骨膜を切開して骨膜ごと剥離すれば筋層を切る必要がなく、出血量を最小限に抑えることができる。筋層切開における動脈性の出血はバイポーラで止血するのが原則だが、電気メスでポイントに凝固を加えていくと効率よく切開と止血操作を進めることができる。一方で過剰な凝固は筋萎縮につながる可能性があることに留意する。

　前頭側頭開頭における皮膚・筋肉弁の翻転についてはone layerとtwo layerの方法が

ある。前者は、皮弁と側頭筋を分離させずに一塊として下方に翻転する方法である。一方後者は、まず皮弁をloose areolar tissueの層で前下方へ翻転し、側頭筋を頭蓋骨から剥離して今度は後下方へ翻転することによって、両者のlayerの間にできた間隙に側頭葉を広く露出させる方法である[5]。

後頭下開頭の際に後頭筋群をlayer by layerに分離・翻転するか一塊に切開翻転するかは、病変と手術内容によってどちらを使用するかを判断する。後頭動脈－後下小脳動脈吻合などの吻合手技を要する手術や、深部の椎骨動脈遠位部の操作が必要となる血管病変では、後頭動脈を採取する目的と少しでも浅い術野を作るためにlayer by layerで後頚筋群を剥離する[1]。一方で腫瘍性疾患では、腫瘍摘出によって作業スペースが生まれるため、ある程度術野が深くても安全な手術が可能となることが多く、この場合は後頚筋群を一塊に切開しても支障はない。また一塊法では各筋層間に死腔が形成されないため、術後の髄液皮下貯留防止の点で利点がある。

5. 開 頭

開頭範囲は病変の性質や脳腫脹の状態、術者の技量などをもとに、皮膚切開のデザインより前に決定される。ナビゲーションの利用は正確な開頭に有用だが、ナビゲーションにはずれが生じることがある。頭蓋骨のランドマーク（図3）と開頭部位との関係を術前に検討しておき、ナビゲーションとあわせダブルチェックすることで誤差を防止する。通常のpterional approachであれば、pterion、McCarty's keyhole、前錐体アプローチであればroot of zygomaが露出される骨表の指標となるが、その他縫合線やその合流部との関係を術前に検討しておく。

穿頭の位置や個数については術者の好みもあるが、何のために必要なのかを考える。硬膜との癒着が強い縫合線上や、内側面形状が不規則な鱗状骨、静脈洞の近傍あるいは直上など、骨切り時のリスクを考えることになる。また高齢の患者では、硬膜と骨との癒着が強いため、若い患者より多く穿頭するほうが、硬膜の破綻は少ないことが多い。

頭蓋骨穿孔用パーフォレーターは骨表に垂直に当てることが基本で、これにより穿頭位置のずれを防ぐことができる。垂直に当てることでほぼ均一に内板まで穿孔することが多いが、McCarty's keyholeでは、最初に骨表に垂直に当てて外板が穿孔されたらパーフォレーターの力の向きを患者の後上方向に変える。

この部分では蝶形骨稜があるために外板と内板が平行になっておらず、外板を穿孔したのと同じ向きで内板まで穿孔すると、穿頭前縁では眼窩上壁を、また後上縁では前頭葉表面の硬膜を損傷する危険がある。パーフォレーターには自動停止機能がついているが、脆弱な静脈洞壁直上の穿頭では損傷の危険性に注意が必要である。上矢状洞など静脈洞壁が厚い部位では静脈洞上で穿頭器を使用しても損傷することはないが、横静脈洞外側部からS状静脈洞にかけての静脈洞壁は薄くなり、真上に穿頭すると損傷し大出血を来すことがある。このため、外側後頭下開頭などではS状静脈洞から余裕を持って安全な部位で穿頭・骨切りを行い、その後にS状静脈洞に向かって骨窓を広げるとよい。そのためにS状静脈洞の骨表のランドマークとの位置関係を

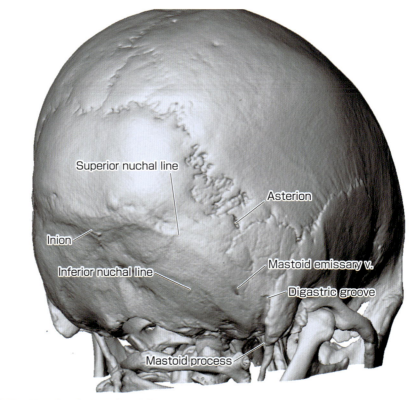

図3 後頭下開頭時の主な骨表の指標

術前に検討し、開頭のシミュレーションをしておく（図4）。

　穿頭部から剥離子を用いて硬膜を盲目的に剥離するが、この際には骨の裏面を感じながら剥離することが重要である。硬膜下あるいは硬膜内に剥離子が及んだ疑いがある場合にはクラニオトームを進める向きや距離を変更することで硬膜損傷を防げる可能性がある。カッターについている硬膜ガードは、ガード先端が常に骨内板に接した状態で進める。逆にガード先端が内板から離れた状態で進めると、硬膜や最悪の場合、脳表の血管をカッターで損傷する危険がある。クラニオトームを進める方向は、正中を含む開頭では静脈洞から遠ざかる方向、筋肉やガーゼから遠ざかる方向、吻合手術であればdonorから遠ざかる方向を原則とする。また骨切り中は骨縁などの止血が行いにくいため、出血が予想される静脈洞付近は後から切る。クラニオトームには無理な力を加えず、走らせるようにして骨切り操作を行う。

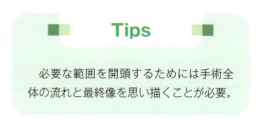

Tips

必要な範囲を開頭するためには手術全体の流れと最終像を思い描くことが必要。

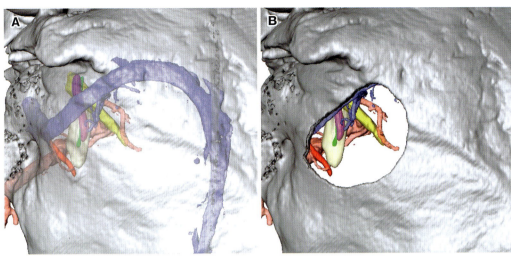

図4 外側後頭下開頭のシミュレーション（左顔面けいれんに対する微小血管減圧術）

6. 開頭における止血操作

　骨組織からの出血は骨髄からの出血のコントロールと骨を貫通する小血管の止血の2つに分けることができる。骨髄からの出血についてはクラニオトームなどでカットした際に生じる熱凝固により止血が得られていることが多いが、リュウエルなどを用いて削除した際には骨ろうを詰めるなどして止血を行う必要がある。骨を貫通する小血管には電気メスなどで局所に電気凝固を加える。この操作のみで断端が収縮して止血が得られることも多いが、こうして骨の断端からの軟部組織の飛び出しを完全になくした上で骨ろうを詰めると完全な止血が得られる[6]。

　硬膜外の出血は気がつくと意外に多量になっていることが多く、早期の確実な止血が求められる。硬膜動脈からの出血は吊り上げ操作だけでコントロールすることは通常困難であり、硬膜外を剥がしてでも、できるだけ直に出血点を確認して電気凝固する。

　一方、静脈性出血に関しては硬膜の吊り上げ操作による圧迫止血が有効である。特に、静脈洞や静脈叢からの出血では出血点の断端が直接確認できず電気凝固が無効となる。静脈洞壁から出血点に止血剤を詰め込む操作は静脈洞を閉塞しうることに注意する必要がある。出血点全体を大きめの止血剤で覆い、さらに綿片で全体を圧迫することで止血を得る（図5）。

Tips

止血をおろそかにして先に進むと、硬膜内操作の重要な局面で操作の妨げになったり、逆戻りを余儀なくされることになり、手術の円滑な進行を妨げることになる。

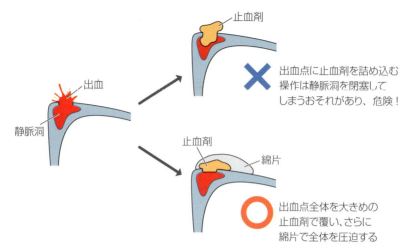

図5 静脈洞壁からの出血に対する止血操作

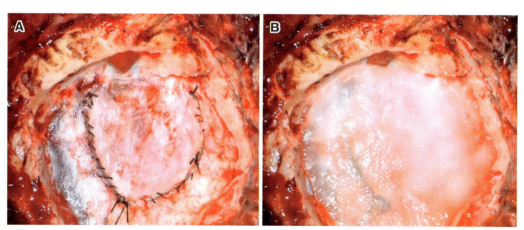

図6 DuraGen®をin-lay（A）とon-lay（B）に用いた硬膜形成（右外側後頭下開頭による聴神経腫瘍摘出術）

7. 閉　創

　硬膜縫合の際に硬膜の欠損が大きい場合には、人工硬膜や自家生体膜を代用硬膜として用いることで髄液漏を防ぐ。DuraGen®人工硬膜（Integra Japan）が簡便で有用である（図6）[7]。フィブリン糊は髄液漏れ予防に有効な方法であり、適宜用いる。骨弁を戻す際にはチタンプレートや吸収性プレートを用いて骨弁が落ち込まないように形成的に閉鎖する。穿頭や骨削除を行った部位についてはバーホールキャップや骨ペーストを使用して欠損部を補填する。これらの人工材料については術後感染のリスクを増加させないことが報告されており、安心して使用可能である[8]。チタンプレートや骨ペーストは便利であるが、プレートの端やネジ頭が骨表から突出していると長期的にその部分の皮膚が薄くなりプレートの露出に至ることがあるため、

閉頭時にはそのような突出がないか確認する。
　筋層は原則的には筋膜だけを吸収糸で縫合する。皮下縫合では帽状腱膜をできるだけ寄せるように吸収糸を用いて縫合し、皮膚を縫わなくてもほとんど傷が寄るようにしておく。最後にスキンステイプラーを用いて皮膚縫合を完了するが、皮膚にテンションがかかる部位は糸で縫合しておくと安全である。

Take home message

1. アプローチ戦略に基づく術野展開から逆算して開頭範囲、皮膚切開、頭位・体位設定を考える。
2. 開頭では安全に頭蓋内操作を行うスペースの確保と合併症回避、審美性に留意する。
3. 閉頭操作は術後の患者満足度に多大な影響を与えるところであることを念頭に、常に整容に配慮した手技を尽くす。

参考文献

1) 大宅宗一編：脳神経外科 ザ・ベーシック：根拠を理解してマスターする脳神経外科の基本手術．メジカルビュー社，東京，2023
2) 河瀬斌総編集：脳神経外科専門医をめざすための経験すべき手術44．メジカルビュー社，東京，2007
3) Mukherjee S, et al: Sudden-onset monocular blindness following orbito-zygomatic craniotomy for a ruptured intracranial aneurysm. BMJ Case Rep. Oct 19, bcr2014208393, 2016
4) Baba S, et al: [Clinical application of the Colorado-microdissection needle in neurosurgery]. No Shinkei Geka 38: 539-44, 2010
5) 竹田理々子：脳神経外科手術基本手技のバリエーション．脳外速報2021年増刊，2021
6) 永田和哉ほか編：脳神経外科手術の基本手技：糸結びからクリッピングまで．中外医学社，東京，2003
7) Shibao S, et al: Prevention of Cerebrospinal Fluid Leakage in the Anterior Transpetrosal Approach. J Clin Med 13: 1718, 2024
8) Yasuhara T, et al: Japanese National Questionnaire Survey in 2018 on Complications Related to Cranial Implants in Neurosurgery. Neurol Med Chir (Tokyo) 60: 337-50, 2020

Ⅰ部-第1章 外視鏡手術を始める前に

B 顕微鏡手術の基本
2) 鏡視下手術時代に再考する、顕微鏡手術の基本

東北大学大学院医学系研究科神経外科学分野　**遠藤 英徳**

1. はじめに

　脳神経外科領域において、顕微鏡手術は1960年代にZurich大学のYaşargil教授らにより導入された[1]。従来型のルーペによる手術で「見えなかったもの」が顕微鏡の導入により「見ることができるもの」となり、脳神経外科手術発展のターニングポイントとなった。顕微鏡の性能向上と脳神経外科先達の努力によって顕微鏡手術は洗練され、脳神経外科手術の王道として一時代を築いた。顕微鏡手術に続いて内視鏡が導入され、さらに近年の外視鏡の導入へと続き、テクノロジーの進歩とともに脳神経外科手術はさらなる進化を遂げているように見える。しかし、外視鏡・内視鏡による鏡視下手術は脳神経外科手術に何をもたらすのか、またそれによって顕微鏡手術はどのような道を辿るのかはいまだ不明確で、今後の動向に注目が集まるところである。また、鏡視下手術を学ぶにあたり、顕微鏡手術の技術や知識は土台として必要なのであろうか？
　本項では、鏡視下手術時代における顕微鏡手術の意義について、顕微鏡術者の視点から私見を交えて概説する。

2. 顕微鏡手術と外視鏡手術の違いとは？

　顕微鏡手術と外視鏡手術、両者の決定的な違いは、対象を「生」の状態で見ているか、デジタル変換された、いわばフィルターがかかった映像として見ているか、であろう。顕微鏡手術であっても、術後に録画映像でビデオ編集を行うと、術中に自分が見て感じていた「生」の状態と画面に映し出されるデジタル変換映像にギャップを感じるが、これも上記と同様の違いである。顕微鏡手術に慣れた術者が外視鏡手術を行う場合、外視鏡手術中の画面を見ながら頭の中で補正をかけ、「生」の状態を推測しながら手術を遂行しているのではなかろうか。
　筆者がはじめて外視鏡手術を行い、画面を見たときに感じたことは、「予想していたよりも鮮明に見える」ということだった。しかし、手術を進めるうちに、見ているデジタル映像の真偽に迷いが生じ、細部はぼやける感覚があり、ある種の恐怖感を感じる場面もあった。上記は慣れの問題にすぎないかもしれず、今後外視鏡のみでトレーニングを受けた術者の手術の質が明らかになれば、両者の優劣や差別化に関する判断材料になるであろう。また、外視鏡手術では映像のデジタル変換に

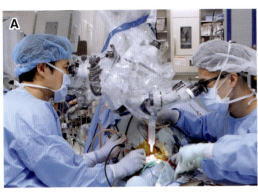 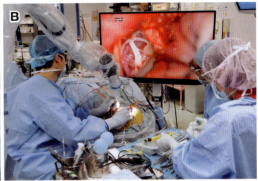

図1 聴神経手術における顕微鏡手術と外視鏡手術：術者ポジションの違い
顕微鏡手術（A）では、術者は術野に正対し、助手は術者と対座している。顕微鏡の光軸と術者の操作軸は常に同軸であることが特徴。外視鏡手術（B）では、術者は術野に正対する必要はない。カメラの光軸と術者の操作軸が同軸でなくとも許容されることが特徴。

わずかな時間を要するため、術者の動作が画面に表現されるまでにわずかではあるが遅延を感じる可能性があることも知っておく必要がある。

顕微鏡術者として修練を積んだ筆者が強調したいことは、脳神経外科手術は緻密性のみを追求した静的な手術ではないことである。顕微鏡手術について言うと、ハンドル、フットスイッチ、時にはマウスピースなどを同時複合的に、術者の身体をフル活用した動的な手術である。これは、観察対象に手術操作が加わり、刻々と変化する術野への対応が要求されるためである。筆者は特にマウスピースを頻用することで、術野から手を離す時間を最小限にし、結果として手術時間の短縮にもつながっているように思う。マウスピースは術野のセンタリングのみならず、焦点距離調整においても有用である。

もちろん、外視鏡手術にも動的な側面がある。顕微鏡手術は術者自身が積極的に動いて観察対象に常時正対して手術を行う意識が必要であるのに対し、外視鏡手術はカメラを積極的に動かす別な動的意識が必要であり、術者は術野ではなく画面に正対して手術を行う。カメラは動的であるが、術者自身はある程度静的に手術が可能であり、リラックスした術中姿勢で手術が可能である特徴がある。最近、ヘッドセットを使用した外視鏡手術の報告もあり、画面に正対するHeads-up surgeryよりもさらに術者が姿位的束縛から解放される手術システムの開発も進んでいる。自身が戦闘機を操って戦場を駆け巡るのが顕微鏡手術であり、外視鏡手術と比較してダイレクト感、スピード感において優れているように思う。一方で、画面を見ながらドローンを操って戦場を視察するのが外視鏡手術であり、外視鏡手術にはある種の遠隔的要素が含まれる。将来的なロボット手術や遠隔手術技術の導入という観点からは、顕微鏡を得意とする術者も外視鏡手術の技術をキャッチアップしておく必要があると考える。

3. 顕微鏡手術における患者体位

さきに述べたように、顕微鏡手術では術者が観察対象に常に正対し、顕微鏡の光軸と手

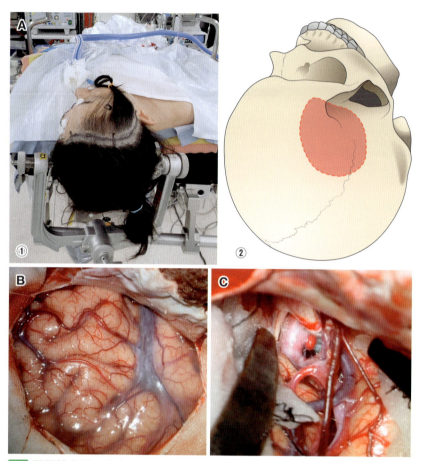

図2 顕微鏡を用いた右Pterional approachによる右後交通動脈瘤のクリッピング
A：頭部を約30°対側に回旋し、5°程度のvertex down、5°程度対側へtiltして3点固定。
B：開頭後。シルビウス裂が術野中央に位置する。
C：シルビウス裂開放、動脈瘤露出時。シルビウス裂を最大限に開放し、自重で円蓋方向へ落ちた前頭葉・側頭葉を優しく脳ベラでホールドするイメージで術野を展開。

術の操作軸が同軸となる（図1A）。すなわち、観察対象に対して術者が正対可能な体位を患者に要求することとなる。後交通動脈瘤に対するPterional approachでは、pterionを通して動脈瘤に術者が正対できるよう、pterionを最頂部とした体位を取る（図2）、といった具合である。メインで使用する顕微鏡の光軸を意識し、その光軸にあった体位を選択することで、効率のよい手術操作が可能となる。

一方で、外視鏡手術では患者orientedな体位も選択肢となる。従来の顕微鏡手術では prone positionもしくはlateral positionで行っていた小脳橋角部病変の手術を、患者に負担の少ないsupine lateral positionを用いて外視鏡を側方から入れて手術を行うことも可能である。つまり、外視鏡の光軸と手術の操作軸が同軸である必要はない（図1B）。

顕微鏡手術、外視鏡手術ともに光を当てて対象物を観察することから、重力によって脳組織が術野に覆い被さる場合には脳ベラによる脳のretractionを行う。しかし、脳ベラによる過度のretractionはお勧めできず、脳を自重で落として光路を得る、いわゆる

A：頭位回旋が少ない場合　　B：頭位回旋が大きい場合　　C：Vertex downにした場合

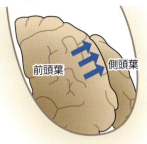
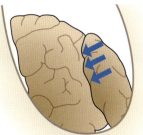
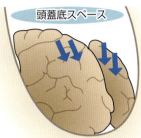

前頭葉が被り、側頭葉が自重で落ちる　　前頭葉が自重で落ち、側頭葉が被る　　脳全体が自重で落ち、頭蓋底方向にスペースができる

図3 右Pterional approachにおける頭位に応じた脳の変形イメージ
頭部回旋の程度によって、前頭葉と側頭葉の被り方が異なる（A～C）。Vertex downとすることで自重により脳が円蓋方向へ落ち、頭蓋底にスペースが生まれる（C）。Tiltを加えることで術者はシルビウス裂に正対しやすくなるが、tiltによって対側への回旋も加わると側頭葉が被ってくることには注意が必要である（B）。これら頭位に応じた術野展開の知識は、顕微鏡手術、外視鏡手術のいずれにおいても重要である。

self-retractionを上手に利用することが手術のコツである。同じPterional approachでも、頭位回旋やvertex downの多寡によって術野展開が全く異なったものになる（図3）。外視鏡のほうが多彩な光軸を利用することが可能であることから、self-retractionを利用する体位は外視鏡において選択しやすい。

4. 顕微鏡手術における術者の姿勢

顕微鏡手術では、術者の頭部は接眼レンズによって顕微鏡に常に固定され、術者の視点は常に観察対象に正対するため、光軸によっては無理な姿勢を強いられる。無理な姿勢を長時間続けることはストレスが大きく、手術作業が乱雑になる可能性がある。しかし、さきに述べたように顕微鏡手術は動的な手術であり、一定の無理な姿勢で長時間手術を行うことはまずないと考えてよいだろう。万が一、そのような無理な姿勢を長時間強いられる手術を行っているのならば、それは熟練度の低い術者の手術であるか、または最初の体位取りに問題があるかのどちらかであろう（座位手術など一部のアプローチは除く）。術者は縦横無尽に術野を駆け巡るイメージで身体をフル活用して顕微鏡を操る必要があり、状況変化に応じて光軸と自身の姿勢を調整するのが理想であり、決して静的であってはならない。

5. 拡大調整による集中力の切り替え

顕微鏡手術、外視鏡手術ともに、微細構造の把握に集中するあまり、最大倍率で長時間にわたって操作を行いがちである。常時最大

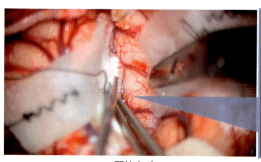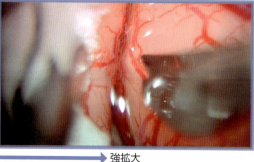

弱拡大 ←　集中力の切り替え　→ 強拡大

図4 Interhemispheric approachの術中写真
半球間裂の開放には時間と根気を要する。そのような状況において、強拡大と弱拡大を交互に繰り返すことは、集中力の切り替えならびに集中力摩耗の防止に寄与する。

倍率で手術を行うことは、一見丁寧で繊細な手術を行っているように見えるが、実は余計な集中力の消費にもつながっている。「木を見て森を見ず」というように、手術全体のバランスや手術の進行具合が把握できなくなる危険がある。適切なリズムで弱拡大と強拡大を交互に繰り返すことで、術野全体における作業部位の状況把握が可能となるばかりでなく、集中力を切り替え、集中力の摩耗を予防することができる（図4）。

6. さいごに

顕微鏡術者の視点で顕微鏡手術と外視鏡手術の相違点や類似点について総括した。両者は相違点ばかりでなく、類似点も多い。鏡視下手術時代においても、顕微鏡で発展した脳神経外科手術がよい形で土台となり、手術技術が後退することなく前進・発展することを期待したい。

Take home message

1. 顕微鏡手術は対象を「生」の状態で観察するのに対して、外視鏡はデジタル変換後の映像を観察する。
2. 顕微鏡手術は静的ではなく、術者の身体をフル活用した動的な手術である。一方で、外視鏡はカメラを積極的に動かす動的な手術である。
3. 顕微鏡手術、外視鏡手術ともにリズミカルな弱拡大と強拡大の繰り返しは集中力の切り替えと維持に寄与する。

参考文献

1) Link TE, et al: Raymond M. P. Donaghy: a pioneer in microneurosurgery. J Neurosurg 112: 1176-81, 2010

I部-第1章 外視鏡手術を始める前に

C 神経内視鏡手術の基本
歴史的背景と変遷／基本手技

愛知医科大学脳神経外科 渡邉 督

1. はじめに

神経内視鏡手術は硬性鏡手術を中心に顕微鏡手術に匹敵する精密な操作ができる時代となった。奥深く、隅々まで見えてしまうこのポテンシャルに夢中になり、これで手術ができるはずだという信念を持った先人たち、そしてそれに引き続いた我々の世代のたゆまない挑戦と努力がようやく実を結び始めていると感じている。

手術において、見えるということはおのずと「やることがわかる」といえる。内視鏡はなぜ見えるのかというと、それは視野角が広いからである。斜視鏡を使えばさらに可視領域は広がる。視野角が広いから、そして本体が小さいから、視点が術野の中に入る。

自由自在に視野が得られる反面、視点自体が術野にあるため、どうしても道具と当たってしまう。この問題が多くの脳神経外科医を内視鏡から遠ざけてきた。なぜなら、脆弱な脳神経や細血管を相手にしている脳神経外科医は、完全にコントロールできない動きを極端に嫌うからだ。

この内視鏡と道具の干渉の解決が、神経内視鏡手術の発展の道のりであったといっても過言ではない。手術解剖の理解とカメラの解像度の改善に加え、術野の作り方の工夫、内視鏡の位置、道具の工夫、専用器具の開発が快適な手術環境につながり、普及を後押しした。

本項では神経内視鏡手術の変遷、基本的な考え方、手技、外視鏡とのかかわりについて述べる。

2. 内視鏡下低侵襲手術の発展

脳神経外科における内視鏡使用の古い歴史については他項に譲り割愛するが、ここでは現在広く行われている経鼻手術、発展途上であるシリンダー手術、キーホール手術の近代史について触れる。

A)経鼻手術

近年の神経内視鏡の発展は、内視鏡下経鼻手術において顕著といえる。耳鼻科における鼻腔手術の延長として発展し、顕微鏡下蝶形骨洞アプローチの手術技術が応用された。1990年代のJhoらの報告に始まり[1]、本邦でも内視鏡下経鼻手術が保険収載され、急速に広まった。対象となる疾患は当初は下垂体腺腫であったが、手術解剖の知見の蓄積、手術技術の進歩で、頭蓋咽頭腫、傍鞍部髄膜腫、脊索腫などの頭蓋底正中病変に対しても良好な手術成績が報告され、術式として安定した[2-4]。これらの難易度の高い手術におい

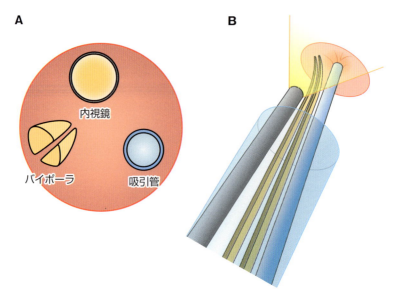

図1 シリンダー手術における器具の配置

ては、高精細のカメラの登場で観察に優れる点を生かし、さらに手術器具の開発が徐々に進み、手術の精度が上がった。現在では4K画質の内視鏡が主流となり、より詳細な観察が可能となった。

B）シリンダー手術

一方、シリンダー手術、キーホール手術はいまだ発展途上といえる。

シリンダー手術は2000年に発表された西原らの透明シースを使った血腫除去術の報告がこの術式の礎となっている[5]。透明シースの使用で術野の把握が格段によくなり、血腫除去の術式が安定し、さらには腫瘍への応用が取り組まれるようになった。

シリンダーは、直径10mm前後、長さは10cm前後の筒型であるため、使用できる道具を選ぶ必要がある。基本的にはシャフトは直線状で、内視鏡を含め、器具がねじれの位置関係にならないよう、平行の位置関係でお互い当たらないように動くように操作する（図1）。

また、脳実質内、脳室内病変が対象となるため、水中手術（Wet-field technique）が可能になる。これは内視鏡特有の術野であり、少々の出血なら洗浄を続けて術野はクリアに保たれ、摘出腔や脳室などの空間を水圧で広げて観察することができる。この術野は吸引なしで、one-hand操作が有効である。シリンダーそのものを器具として、脳へらとして使用したり、カウンタープレッシャーをかけるのに使うことも可能である。様々なサイズ、タイプのシリンダーが入手可能である。現在細径でちょうどよい長さの剥離子、ハサミ、鉗子、バイポーラ鑷子などの開発が徐々に進み、海外では硬い血腫や腫瘍を除去するための吸引デバイスが開発されている。

C）キーホール手術

内視鏡下キーホール手術とは、髄膜腫などに代表される脳実質外腫瘍に対して行う小開

頭手術を指す。これもシリンダー手術同様、2000年代半ばにいくつか報告があり[6-8]、私も強く影響を受けた一人である。視野角が広い内視鏡が小さな入り口から内部に入るため、深部で明るく広い視野が得られる。

観察においては絶対的なメリットがある内視鏡だが、やはり器具の干渉が問題となる。特にこのキーホールアプローチに関しては経鼻手術やシリンダー手術と異なり、Corridorが鼻腔やシリンダーで守られていない点が特徴となる。つまり、頭蓋内には内視鏡と脳神経、血管組織がそのまま露出している。そのため内視鏡が深部を観察する際には浅い部分の死角における安全性は問題となる（図2）。器具の出し入れや、器具の内視鏡との干渉の際は内視鏡をScopistが動かして調節する方法を取り入れて工夫している。近年はまさに本書のテーマである外視鏡をこの手術に取り入れ、必要なときに必要なScopeにて操作をする合理的な方法をとるようになり、さらに前進した。

3. 内視鏡手術における手術手技

以上で述べた神経内視鏡手術において共通する手術手技の特徴について解説する。前述したように内視鏡手術において、器具と内視鏡が視野の外で干渉することがしばしばある。このような際には無理に動かすと、器具の不用意な動きがあり脆弱な神経、細血管を扱う場合は危険である。まずはこの器具の干渉（Sword fightingとも表現される）が生じた場合に気づくことと、力を入れないことが重要である。速やかにこれを避ける行動に入る。

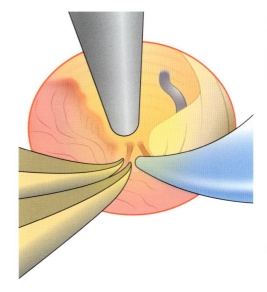

図2 キーホール手術の視野

つまり、内視鏡の位置を調整する、器具の先を曲げる、もしくは他の器具を使うなど、である。操作をする場所に合わせて、内視鏡の位置、器具の選択、器具先端の形をきめ細やかに変えることが肝要である（図3）。

手術に徐々に慣れてくると、術野の場所や条件によって内視鏡の位置をどこに置けばよいのかおのずとわかるようになる。また、マレアブル器具の先端の曲げ具合などもちょっとした曲げ具合で使いやすさがかなり変わる

Column

Scopistの導入

Scopistという役割を導入することで、器具の干渉を軽減することができると考えている。つまり、Scopistは内視鏡の位置を、よく観察できて、器具が干渉しない位置を探して設定する。同時に、死角となる術野の浅い部分にも術者とともに注意を払う。

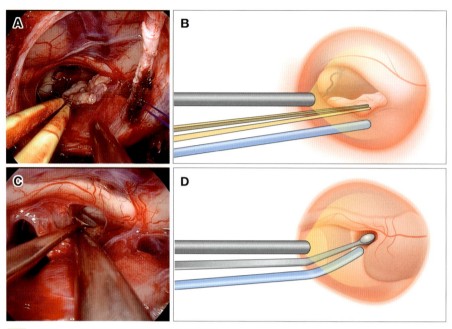

図3 術野に応じた神経内視鏡の位置調整

こともあり、やはり慣れが必要であるといわざるを得ない。おそらく術者によってこれらの微調整の考え方も違ってくるであろうが、根本的には内視鏡の位置、器具の選択、調整が手術をスムーズにするのは間違いないであろう。

Tips

両手操作

内視鏡をキーホールから挿入するということは、非常に神経を使うことである。前述したように、内視鏡は脳、神経、血管といった脆弱な組織に囲まれた術野に挿入するので当然気を遣う。第3の器具を入れるがごとく繊細な操作が要求される。そのため、床置き式ホルダーを使う場合は特に、両手で操作するとよい。必ず片手の指は内視鏡のシャフトと開頭縁を触っていると安定する。

4. 内視鏡手術における内視鏡、器具の位置関係

経鼻手術、シリンダー手術、キーホール手術いずれの内視鏡手術においても、限られた術野で繊細な操作を行うためには、適切な位置関係が重要である。必ずしも画面の中央に操作部位がある必要はなく、むしろ中央にないほうが操作が快適な場合が多い。つまり直線状の器具の使う場合、内視鏡本体との干渉を避けるための工夫である。常に内視鏡がどこにあるのか把握して操作をする必要がある。操作ごとに少しずつ位置を変える必要があるため、Scopistを活用するとよりスムーズに進行する。詳細な観察が必要な場合は内視鏡を対象に近づけ、器具との干渉を感じながら適切な位置に調節する。

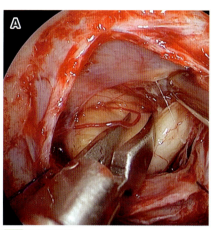
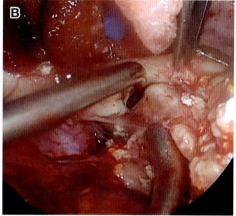

図4 剥離操作

5. 器具の選択、工夫

　内視鏡手術に適した器具をあらかじめ選択する必要がある。先端が絶妙にカーブしている器具、先端の曲がりを調節できるマレアブルな器具、軸回転により先端が動く器具、モノシャフトの開閉機構を持ったハサミ、鉗子などがそれにあたる。例えば、内視鏡のとらえる術野が観察にベストなポジションだとすると、マレアブルな器具の形を整えてその環境に合うようにする。器具の形を頻繁に変える場面も少なくない。内視鏡の種類によっては器具のハンドグリップや手とカメラヘッドとの干渉が問題となることもあり、やはり先端の形や内視鏡の位置の調整で回避することになる。繊細な剥離を行う場面では、モノシャフトで先端の繊細な器具、軸回転運動で動く先端を利用することも多い（**図4**）。軸回転は術野において何物にも妨げられることはない。

6. 外視鏡と内視鏡のコンビネーション

　当初、内視鏡の延長上に外視鏡が登場した。鏡体のコンパクトさと視軸の自由度の点で優れていたため、その応用が期待されたが、当初は2Dであり顕微鏡手術に比べ立体感がなく普及には至らなかった。その後発売された3Dの高精細外視鏡は顕微鏡の画質に匹敵し、多くの術者が違和感なく使用することができ、加えて前述の利点が生かせるため、急速に普及している。

　外視鏡の登場により、内視鏡手術にも変化が現れた。内視鏡と同じくモニターを見るヘッドアップサージェリーであるため、とても相性がよい。特にキーホール手術においては、最小限の開頭から外視鏡でできる操作は外視鏡で行い、死角を観察する際に内視鏡に変更する方法がとれる[9]。場面に合わせてスコープをスイッチするスタイルが可能である。その際、術者や助手、Scopistは同じ体勢で変更ができる。このように、内視鏡と外視鏡との組み合わせで合理的な手術が可能となった。

Take home message

1. 神経内視鏡は内視鏡下経鼻手術とともに発展し、シリンダー手術、キーホール手術においても有用である。
2. 視野の外における神経内視鏡と器具の干渉が問題になり得る。器具の適切な選択や配置、Scopistの導入等によって改善可能である。
3. 特にキーホール手術においては、外視鏡と内視鏡を組み合わせた操作が有効である。

参考文献

1) Jho HD, et al: Endoscopic endonasal transsphenoidal surgery. Experience with 50 patients. J Neurosurg 87: 44-51, 1997
2) Kassam AB, et al: Expanded endonasal approach. Fully endoscopic, completely transnasal approach to the middle third of the clivus, petrous bone, middle cranial fossa, and infratemporal fossa. Neurosurg Focus 19: E6, 2005
3) Gardner PA, et al: The evolution of the endonasal approach for craniopharyngiomas. J Neurosurg 108: 1043-7, 2008
4) Kassam AB, et al: Expanded endonasal approach. A fully endoscopic transnasal approach for the resection of midline suprasellar craniopharyngiomas. A new classification based on the infundibulum. J Neurosurg 108: 715-28, 2008
5) Nishihara T, et al: A transparent sheath for endoscopic surgery and its application in surgical evacuation of spontaneous intracerebral hematomas. Technical note. J Neurosurg 92: 1053-5, 2000
6) Kabil MS, et al: A fully endoscopic supraorbital suprafrontal approach to frontal and frontoparietal convexity/parasagittal meningiomas. Neurosurgery Quarterly 16: 177-82, 2006
7) Kabil MS, et al: The endoscopic supraorbital approach to tumors of the middle cranial base. Surgical Neurology 66: 396-401, 2006
8) Jho HD, et al: Endoscopic glabellar approach to the anterior skull base. A technical note. Minim Invasive Neurosurg 45: 185-8, 2002
9) Watanabe T, et al: Combined exoscopic and endoscopic two-step keyhole approach for intracranial meningiomas. Curr Oncol 29: 5370-82, 2022

I部-第1章 外視鏡手術を始める前に

D 外視鏡の開発経緯・特徴

新潟県はまぐみ小児療育センター脳神経外科　西山 健一
飯塚病院脳神経外科　名取 良弘
飯塚病院予防医学センター　岡 一成

1. はじめに

「外視鏡（Exoscope）」という呼称は、現在の脳神経外科領域で標準的に使われているが、その起源を辿るとKarl Storz社のVITOMシステムに遡る。VITOMシステムは、手術手技において望遠鏡のように機能する視覚化ツールとして発表され、外科医は操作空間の外側から手術野を高倍率で詳細に見ることができる[1]。外視鏡という用語はこのようなデバイス全般を指し、内視鏡と似た機能を持ちながら、より長い焦点距離を有し、患者の体外で使用される視覚補助装置を意味するようになった。

2. 初期の開発と小史

渉猟し得る範囲では、1997年にGildenbergとLabuzがはじめて外視鏡視下手術を報告している[2]。同報告で用いた外視鏡は、定位脳手術用フレームに取り付けられ、デジタルカメラと光学ズームが搭載されていた。続いてMamelakらの研究グループが2008年に発表した論文では、はじめて高解像度外視鏡をmicrosurgeryに応用した[1]。同グループは2010年に脳神経外科手術における高解像度外視鏡システムとしてVITOMの初期臨床経験を発表し、実臨床においてもその有効性を証明した[3]。

Mamelakらの報告以降、外視鏡の基本的な概念は、外科医が手術を行う際の手術用顕微鏡に代わる視覚化ツールと認識されている。近代脳神経外科において、網膜に立体的な拡大画像を生成し、手術の解剖学的構造を詳細に見ることができる手術用顕微鏡は、microsurgeryにおける必須の機器である。一方、過去20年間に発達した神経内視鏡は、手術用顕微鏡視下手術を補助し、さらに詳細な解剖構造や顕微鏡視野の死角を明らかにするのに役立ってきた[4]。ここで外科医は内視鏡カメラから得られる手術野の画像を、ディスプレイから視覚化する。この術者の視覚化過程が、外視鏡でも内視鏡と同様に顕微鏡との根本的な違いとなっている。

手術用顕微鏡は外科医が頭部を顕微鏡の接眼レンズに接近させて使用する必要があり、症例によっては長時間の手術における姿勢による疲労が問題となることがある。一方、外視鏡はディスプレイに高解像度の3D画像を表示することで、外科医がより自由な姿勢で

手術を行うことを可能にし、術中疲労を改善する。すなわち外視鏡でよくいわれるエルゴノミクスに関わる評価は、視覚化過程の違いにその主因がある。

しかし、当初のVITOMは2次元の視界しか提供しないため、術中における手と目の協調性（hand-eye coordination）を向上させるために、立体視を可能にする改良が求められた[5-7]。その後、デジタル技術の革新により、VITOMを含め新しい3次元および高解像度の手術用スコープシステムが開発され、現在に至る。

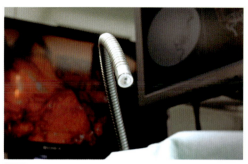

図1 術空間における3D-Eye-Flexの外観

は、外科医がより快適な姿勢で手術を行えるように工夫し、長時間の手術における疲労を軽減することも重視した。

3. 神経内視鏡から外視鏡への進化

Mamelakらと同時期に、私たちのグループは神経内視鏡の技術的進歩を目指す過程で、脳内の狭い空間での視覚化に優れ、微細な構造の観察に役立つ内視鏡ではあるが、その視野の狭さと視覚的情報の制約に限界を感じていた。また主に2次元の画像を提供していたため、奥行きの認識や空間的な把握が制限されていることも短所と考えていた。

これらの課題を克服するために、3次元（3D）および高解像度（HD）イメージング技術を取り入れたスコープシステムの開発に着手した。ここで目的とする視覚化ツールの基本は、神経内視鏡の利点を引き継ぎつつ、視野を広げ、3Dの視覚情報を提供することで、術中情報の質を向上させることである。そこで手術用顕微鏡の利点を統合することを目指し、オリンパス社の高解像度3Dイメージング技術を取り入れて、手術の精度と安全性を高めることを目指した。そのデザイン

4. 3D-Eye-Flexシステム

上述の基本概念を基に作成した外視鏡のプロトタイプが、3D-Eye-Flexである[8]（図1）。その主な特徴を以下に記載する。

1. 高解像度イメージング：3D-Eye-Flexはスコープ先端に内蔵された2つの電荷結合素子（charge coupled device：CCD）を使用して3D-HD画像を生成する。これにより、外科医に優れた画質と深度認識が提供され、精密なmicrosurgeryが可能となる（図2）。

2. フレキシブルスコープ：CCDが備わった15mm長の硬性スコープ部分は15mmの外径を持ち、これが手術台へ簡単に固定できる615mm長の柔軟な蛇腹に取り付けられている（図2）。このデザインによりスコープの操作と位置決めが容易となり、手術野周辺の作業空間が広がる。

3. 広角視野：80°の視野角を持つ3D-Eye-Flexは、従来の手術用顕微鏡よりも広い視野を提供する。その構造上の視野範囲は30～168mmである。市販の光源（最

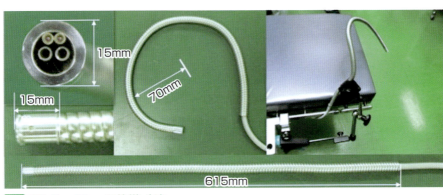

図2 3D-Eye-Flexの仕様（1）

大78,000ルクス）が照明を提供し、術野の包括的な視覚化を可能にする（**図3**）。

4. 被写界深度（DOF）：焦点距離は18〜100 mmで、作業距離59 mmでの被写界深度は82 mmとなる（**図3**）。この深いDOF（depth of field）は頻繁なスコープの移動や再焦点合わせの必要性を最小限に抑え、手術効率を向上させる。

5. エルゴノミクス：手術中の姿勢が快適で、術野の周囲に豊富な作業空間を提供する。また3次元化には円偏光3Dシステム（circular polarized 3D）を採用し、軽量で安価な円偏光3D眼鏡（circular polarized 3D glasses）の使用によるストレスは最小限で、長時間の手術中も快適な操作を可能とする。

6. 携帯性と使いやすさ：3D-Eye-Flexは携帯可能で、ヘッドクランプや手術台に簡単に固定できる（**図2**）。したがって、手術室や施設間での機器の移動が容易である。また、その煩雑さがなく使いやすいデザインは、外科医の快適な手術姿勢を促進する。

このプロトタイプを用いて、3D-Eye-Flexで捉えたデジタル画像の品質を、従来の手術用顕微鏡で捉えた画像と比較した。

まず、視野（field of view：FOV）とDOF

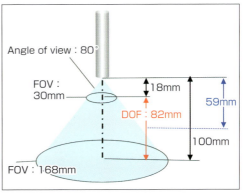

図3 3D-Eye-Flexの仕様（2）

視野角は80°、焦点距離（作業距離と同じ）は18〜100mm。作業距離が59mmの場合、理論上の被写界深度は82mmとなる。視野範囲は30〜168mm。DOF：被写界深度、FOV：視野範囲。

を比較するために静的画像を分析した。天井が開いたドームを同心円の背景の上に置いたところ、3D-Eye-Flexでは手術用顕微鏡（OM）よりも多くの円が視認でき、3D-Eye-Flexの広い視野角を確認した（**図4**）。また、スロープに配置した平行定規の画像を3つの異なる倍率で比較したところ、3D-Eye-Flexの深いDOFにより、各倍率でスロープが立体的かつ鮮明に認識できた。各倍率での視野に手術用顕微鏡と同じ大きさの数字「100」が確認でき、かつ「100」の奥にある数字がより明確に視認できた（**図5**）。

次に頭蓋骨モデルを用いて乳様突起を削出

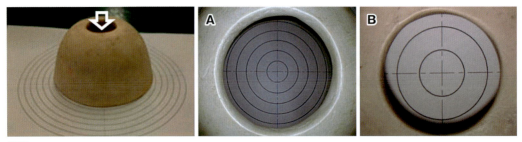

図4 視野角の比較
同じ位置（白い矢印）から観察した場合、OM（B）よりも3D-Eye-Flex（A）のほうが多くの円を確認できる。

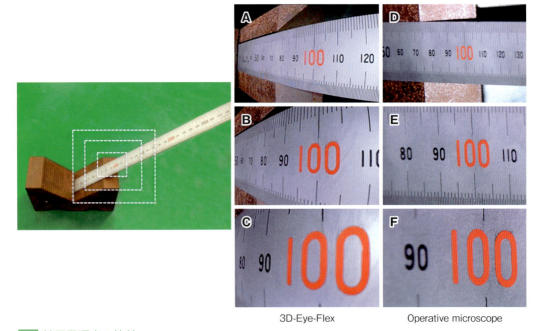

図5 被写界深度の比較
画像は低倍率（A、D）、中倍率（B、E）、および高倍率（C、F）で撮影。3D-Eye-Flexでは「100」の奥に位置する数字が視認できる。

した結果、3D-Eye-Flexと手術用顕微鏡の画像品質はほぼ同等であった（▶WEB①）。色の分離が若干減少したものの、CCDシステムによる画像の明瞭さが確認できた。またDOFの深さにより、削出中に発生した骨塵が、カメラに近い術野の手前方向へ散らばる様子を捉えられた。さらに脳実質の顕微解剖として、2人の外科医で同じ品質の拡大画像を視認しながら、ミニチュア豚のくも膜の切開や脳実質の牽引、松果体の切除を協働して施行

した。3D-Eye-Flexが提供する術野周囲の空間は、術者の姿勢をリラックスさせ、術者と助手が同等に協力し合って、複数の器具を用いた効率的な作業を可能にした（**図6**）。3Dメガネの装着は時折疲れを感じたものの、外科医の顔のサイズや形にフィットし、クロストークが最小限に抑えられた設計で、術者が頭を傾けても最適な3D画像を視認できた。

以上より、3D-Eye-Flexは効果的な手術支援ツールに成りうるとの評価するに至った

のである。

3D-Eye-Flexは、まるで術者の目が術野の外から内部までシームレスに移動するような、いわゆる'Naked-Eye Surgery'を実現するためのツールという認識に基づいたスコープシステムである（▶WEB②）。したがって開発の原点は、「手術操作空間の外側から手術野を視る」という他の外視鏡システムのコンセプトを超えて、より自由度の高い視覚化ツールという発想にあったことを付記しておきたい。

5. 他の外視鏡システム

前述したVITOMシステムは、3D-Eye-Flexの開発と同時期に考案され、先に発表された外視鏡の代表的製品である。VITOMシステムは、3D-Eye-Flexと同様に内視鏡技術から発展して、広い視野と深い焦点深度を提供する特性を有す。発表当初、特に脊椎手術や一般外科手術における有用性が強調され、臨床応用の経験から、手術チーム間のリアルタイムの協力を容易にし、教育的価値も高いことが提示された。また手術台や他の手術器具と容易に統合できるデザインは様々な手術環境で使用可能とされ、この点も3D-Eye-Flexと類似の特性である。

WEB動画の説明
▶WEB① 乳様突起の削出動画
（A：3D-Eye-Flex、B：OM）
3D-Eye-Flexでは術野前景の構造と操作器具が鮮明に表示され、骨塵が手前方向へ飛び散る様子が確認できる。

▶WEB② 「術者の目がシームレスに移動する」という3D-Eye-Flexのコンセプト

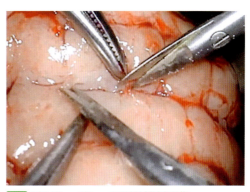

図6 3D-Eye-Flexの顕微解剖画像

一方、オリンパス社が開発したORBEYEは、外視鏡技術の別の代表例である。ORBEYEは既述した2種の外視鏡システムと異なり、手術用顕微鏡からの開発に立脚しており、同様に高解像度3D画像による脳神経外科手術における視覚情報の質的向上を目的としている。やはり手術野における広範な視野と深い焦点深度を提供し、外科医が手術中に必要な視覚的情報を迅速に取得できるように設計されている。デジタルズーム機能による特定領域の観察は、顕微鏡視下手術に慣れた脳神経外科医の手術操作に好都合である。

6. 外視鏡技術の法的取り扱いと技術革新の進展

手術用顕微鏡、外視鏡、内視鏡はそれぞれ異なる特徴と用途を持っているが、法的な取り扱いも異なる。手術用顕微鏡は体内に挿入されないため、観察用の医療機器として使用される。一方、内視鏡は体内に挿入されるため、医療機器としては高度管理医療機器に該当し、医薬品医療機器総合機構（PMDA）の承認が必要である。外視鏡は体内に挿入しないため、管理医療機器に分類され、第3者

機関（薬機法登録認証機関協議会：ARCB）による認証が行われるので、承認が比較的容易である。

このような背景もあって、外視鏡の市場は、観察を要する医療分野で国内外に拡大している。市場拡大に歩調を合わせた近年の技術革新も目覚ましい。特に3D画像技術の進歩は注目に値する。脳神経外科領域においては3D画像の利用が重視されるが、対して他の外科分野ではまだ3D画像の利用が限定的である。一方、3Dメガネを必要としない3Dモニターテレビの開発が進んでおり、この技術が普及すれば、3D画像の利用が各種医療分野で一層拡大することが期待される。このような技術革新により、外視鏡の利便性と普及がさらに進むであろうと考えられる。

7. 外視鏡の仕様に関連したラーニングカーブ

外視鏡は手術の精度と効率を向上させるための強力なツールだが、その仕様に関連するラーニングカーブは無視できない。これについては、以下の通り各種論文で既報されている。

まず高解像度カメラと4Kまたは8Kのディスプレイにより、術者は詳細なデジタル映像を確認しながら手術を進めることができる一方、この高解像度デジタル映像に慣れるための時間が必要である。直接観察するのではなく、モニター越しに手術部位を確認する視覚的な変化への対応と、hand-eye coordinationの獲得には、内視鏡手術と同様に一定のラーニングカーブが求められる。Rappらによると、初期段階では脳神経外科手術における視覚的情報処理に時間を要し、その結果手術時間が延長する。しかし経験を積むことで、時間の短縮と精度の向上が認められると報告している[9]。従来の顕微鏡視下手術では、直接視野を通して操作することで術者は自然な深度感を得たが、外視鏡ではモニター越しの深度感を感じ取らなければならない。モニターの3D表示が提示する深度感覚は慣れるまでに時間を要し、ラーニングカーブが求められる。

外視鏡のリモートコントロール機能に伴うラーニングカーブも無視できないとされる。術中に直感的にコントロールするために、コントロールデバイスに慣れる必要があり、その操作に精通するまでには一定の時間がかかる。使用開始から数回の手術が必要であり、その後は手術効率が向上する[10]。

外視鏡は術者の姿勢の自由度を高め、疲労軽減が期待されるが、初期段階では、モニター越しの操作や新しい機器の使用に伴う精神的な疲労が指摘される。Chanらは、初期の学習段階では術者が新しい操作方法に適応するための追加負担が生じ、習熟が進むにつれて疲労感は軽減し、手術全体のパフォーマンスも向上すると報告している[11]。

8. おわりに

網膜に立体的な拡大画像を生成する顕微鏡と、ディスプレイ画面のデジタル映像から視覚化する外視鏡では、術中に提供される情報の質が明らかに異なる。はたして、広い視野と深い焦点深度、高解像度画像による手術効率と精度、安全性の向上のみが、外視鏡の目指す目的なのだろうか。スコープシステムの技術は今後も進化し続け、さらなるデジタル

機能の統合が進むことで、手術中の視覚情報は、より一層質的に向上することが期待される[12]。人工知能や機械学習の技術をシステムに組み込むことで、術中の高度なリアルタイム解析や支援が標準になるであろう。そしてこれは開発当初より期待されていた姿である。現在の外視鏡は、デジタル画像をベースとする脳神経外科手術の進化過程に生まれた機器の一つという捉え方も、さらなる発展に向けて我々には必要と思う。

Take home message

1. 外視鏡はディスプレイに高解像度の3D画像を表示することで、外科医がより自由な姿勢で手術を行うことを可能にし、術中疲労を改善する。

2. 外視鏡のプロトタイプである3D-Eye-Flexは、術者の目が術野の外から内部までシームレスに移動する、'Naked-Eye Surgery'を実現するためのツールという認識に基づいたスコープシステムである。

3. さらなるデジタル機能の統合が進むことで、手術中の視覚情報は、より一層質的に向上することが期待される。

参考文献

1) Mamelak AN, et al: A high definition exoscope system for neurosurgery and other microsurgical disciplines: preliminary report. Surg Innov 15: 38-46, 2008
2) Gildenberg PL, et al: Stereotactic craniotomy with the exoscope. Stereotact Funct Neurosurg 68: 64-71, 1997
3) Mamelak AN, et al: Initial clinical experience with a high definition exoscope system for microneurosurgery. Neurosurgery 67: 476-83, 2010
4) Hopf NJ, et al: Endoscopic neurosurgery and endoscope assisted microneurosurgery for the treatment of intracranial cysts. Neurosurgery 43: 1330-7, 1998
5) Inoue D, et al: Three-dimensional high-definition neuroendoscopic surgery. A controlled comparative laboratory study with two-dimensional endoscopy and clinical application. J Neurol Surg A Cent Eur Neurosurg 74: 357-65, 2013
6) Tabaee A, et al: Three-dimensional endoscopic pituitary surgery. Neurosurgery 64 (5 Suppl 2): 288-95, 2009
7) Yoshimoto K, et al: Dual optical channel three-dimensional neuroendoscopy. Clinical application as an assistive technique in endoscopic endonasal surgery. Interdiscip Neurosurg 6: 45-50, 2016
8) Nishiyama K, et al: A novel three-dimensional and high definition flexible scope. Acta Neurochir (Wien) 156: 1245-9, 2014
9) Rapp AK, et al: Comparative effectiveness of exoscope and operating microscope in the visualized surgery field. A randomized controlled trial. J Neurosurg 131: 1123-30, 2019
10) Breimer, et al: Learning curve and surgical performance using a high-definition exoscope for microsurgical procedures. Oper Neurosurg 20: 320-8, 2021
11) Chan CY, et al: Surgeon fatigue in operating exoscope versus conventional microscope. A prospective study on ergonomics and workflow. Surg Innov 27: 139-45, 2020
12) Nishiyama K: From Exoscope into the Next Generation. J Korean Neurosurg Soc 60: 289-93, 2017

I部 総論

第2章
外視鏡の特徴・使い方

I部-第2章 外視鏡の特徴・使い方

A ORBEYE

日本医科大学脳神経外科 村井 保夫

1. はじめに

　手術用顕微鏡は、現代の微細な外科手術において不可欠なツールである。特に、脳神経外科、形成外科、眼科、耳鼻咽喉科、整形外科の精密手術において、その重要性が増している。本項で解説するORBEYE（オリンパスメディカルシステムズ）[1]は、オリンパス社が「手術用顕微鏡システム」と称しているが、いわゆる本邦で開発された「外視鏡」の代表的機器の一つである。

　本項では、ORBEYEの特徴、使用法、顕微鏡との比較による機器特性[2]に焦点を当てる。

2. ORBEYEの概要

　2025年1月の段階で、日本国内で汎用されている外視鏡とされる手術機器は、ORBEYE、VITOM（カールストルツ・エンドスコピー・ジャパン）、KINEVO 900（カールツァイスメディテック）が代表的な製品である。

　KINEVO 900は、外視鏡としても利用可能なほど焦点距離が長く、4K3D出力が可能な手術用顕微鏡であり、外観はほぼ顕微鏡と同一といえる。KINEVO 900を外視鏡として用いる場合、術者は接眼レンズを用いずに、モニター画面をみながら手術を行うことが可能である。一方で、カメラ部分が顕微鏡と同一サイズである。

　VITOMと比較することで、ORBEYEの特性が見えてくる。ORBEYEは、VITOMに比較して、カメラ部分の視軸変更の自由度が高く、電磁ロックで即座に変更可能で、インドシアニングリーン（Indocyanine green：ICG）、5-アミノレブリン酸（5-Aminolevulinic Acid：5-ALA）、Narrow band imaging（NBI）などの各種蛍光画像観察装置を備え、オートフォーカス、フットスイッチなどの手術用顕微鏡の機能を備えている[1-3]。すなわち「接眼レンズがない顕微鏡」といえる。

　カメラ本体は500ml缶飲料程度のサイズ（図1）で、これで撮影した55インチモニターを観察しながら手術を行う。モニター観察による手術という意味で、内視鏡手術と同様な、いわゆるHeads-up surgeryである。

　内視鏡と外視鏡であるORBEYEの違いは、カメラ部分の最先端部を体内に入れないということである。

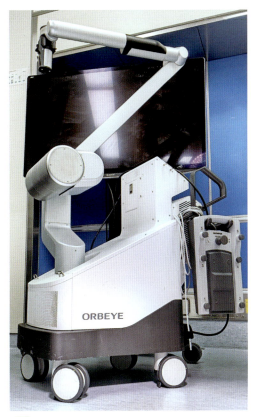

図1 ORBEYE本体と55インチモニター

3. ORBEYEの特性

ORBEYEが従来の光学式顕微鏡と異なる点は多岐にわたるが、その特性は2つに大別される。1つ目は4K3Dビデオカメラ、画像処理システムとモニターの2箇所で画像処理を行えることであり、2つ目は、接眼レンズから解放されることにある[2,4]。

A) 4K3D Heads-up surgery

ORBEYEの最大の特徴は、最新の4K3D映像技術であり、術者は接眼レンズを覗くように顕微鏡本体と一緒に体位を変えることなく、立体的かつ高精細な視野の画像を様々な角度から得ることができる。これにより術者が楽な姿勢で手術ができ、疲労軽減は人間工学的に手術の安全に寄与する。

さらに手元視野が広いため、手術機器の出し入れも安全となる。4K解像度（3,840×2,160ピクセル）の映像は、従来のFull HD 3D映像と比較し同じline by line方式の3D方式では、4倍の情報量を持ち、微細な組織構造や血管の走行をより詳細に観察することが可能となる。

内視鏡手術では30インチ程度のモニターが用いられていたが、ORBEYEはなぜ高画質、4Kとなったにもかかわらず55インチという大型化モニターが必要なのだろうか？

脳神経外科領域では、硬性鏡を用いた内視鏡手術は主に経鼻手術と、軟性鏡を用いた脳室内、脳内手術で広まった。これらの手術では術者の比較的近くにモニターを設置することが可能で、術者の体位の自由度もあったため、小型のモニターを自由に置くことが可能だった。

しかし、通常の脳外科手術では術者は患者の頭側に立ち、尾側方向を向いて手術を実施する[2]。このため、モニターまでの距離が2mほど必要になり大型モニターが必要となった（55インチモニターでは垂直方向の3D視野角はモニターからの距離が2m程度まで正確に視認できる）。

また3Dモニターを観察する手術では、モニターに正対することも「3D酔い」防止には重要であり、患者体位を設定後、術者が正面に向けるようモニターの位置を確保することが肝要である。

こういった作業は、ORBEYE特有の手術室での準備である[2]。ORBEYE本体は、コンパクトで軽量な設計となっているため、従

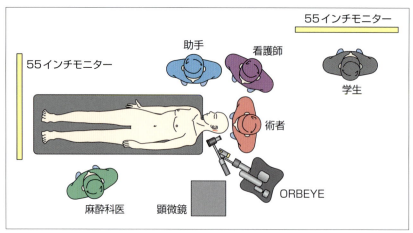

図2 左前頭側頭開頭時の手術室内の配置
ベッドを斜めにして、モニターと正対できるようにしている。

来の手術用顕微鏡と比べると移動が容易であるが、55インチ大型モニターの移動は容易でなく、特に手術途中では多くの時間と労力を要するため、執刀前の準備が重要である。適切なモニターの位置取りにより術者の疲労軽減効果が向上する（**図2**）。

また、Heads-up surgeryでは、顕微鏡と異なり没入感が低下する。この問題への対策として「手術室を暗くする」「周辺視野を遮蔽するメガネを用いる」などがある（**図3**）。術者が普段から眼鏡を使用している場合、より精細な画像を観察するためには、モニターまでの距離に合わせ検眼した眼鏡を作成する必要がある。

また、一般的には左右に30°ずつ、計60°程度あるとされている「有効視野」のうち、視力、色覚などが優れ、微細な手術操作に有用ないわゆる「弁別視野」は、5°程度という認識も必要である。これは、モニター観察時ではモニター画面の1/3以下しかない（**図4**）[5]。

その他の画質向上の工夫として、カメラ部

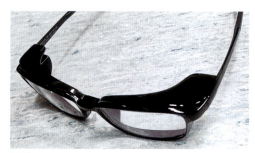

図3 筆者が用いている、1.5mの距離に設定した周辺視野遮蔽付き眼鏡（Zoff社製）

分を術野に近づけ、倍率を下げるという顕微鏡にはない対応も必要である。カメラ部分を術野から離した長焦点・高倍率画像と、短焦点・低倍率画像は画像精度は同一ではなく、短焦点・低倍率のほうが被写界深度が深くなる。

さらに、4K3D高画質画像は情報量が多いこともあり、我々の計測では0.09秒程度の遅延が出てしまう。微細な操作においてこの差は重要であり、操作をゆっくり行うなどの配慮が必要である。

画像遅延はORBEYEのみの特性ではなく、内視鏡手術、血管内治療など、モニター観察

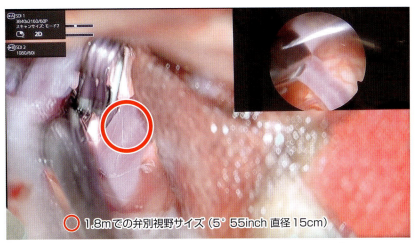

図4 ORBEYEと内視鏡併用のPicture in pictureモニター画像
赤丸部分が55インチモニターから1.8m離れて観察した場合の弁別視野のサイズを示す。

手術では必ずみられる負の特性であり、その存在を理解することで手術の安全性が向上することを忘れてはならない。

B) モニター観察によるHeads-up surgeryの特性

術者が接眼レンズから解放されることは、明らかな疲労軽減効果がある。術者はリラックスした体位で手術が実施可能となり、視軸の向きも顕微鏡より大きく変えられるため、術者が無理な姿勢を取ることは基本的にないといってよい。

一方で、顕微鏡では術野と術者の視軸の向きが同一であるが、ORBEYEでは、術野と術者の視軸が異なるため、助手の立ち位置に工夫が求められる。顕微鏡では、助手は通常側視鏡から視野を確保し操作を行うが、外視鏡では、術者と助手が同一モニターを観察して手術を行う場合、通常は術者の横に並ぶか、もしくは術者の後方に立って「二人羽織」の立ち位置になって右手を術野に入れる。しかし「二人羽織」の立ち位置では、いわゆる4handsの手術は行えない。

別の方法として、助手が見やすい位置に別の30インチ3Dモニターを準備したり、対面の術野などの場合には、術者と180°回転（上下反転）した術野を助手用のモニターに映すこともできる。

当院では、ORBEYE 1台に55インチモニター2台があり、1台を学生、もしくは手術見学者専用にしている。術者と全く同じ視野を学生や見学者が見られることは教育効果が高い。また術野の画像を詳細に撮影することが可能であることも、顕微鏡以外の範囲を確実に撮影できる術野カメラとして有用である。

4. ORBEYEの設定

手術の際は、顕微鏡にはないORBEYEの各種機能と適切な設定の知識が不可欠である。特に画質や色調の設定機能は、従来の「術野を生で見る」顕微鏡との明確な相違点と言える。

A）主要な設定項目

顕微鏡と同様にフットスイッチを用いてフォーカス／ズーム調整を行い、必要に応じて、オートフォーカス機能を使用できる。オートフォーカスは有効な視野周囲の広さにより使い分ける必要がある。狭い視野では適切な部分にフォーカスされないため、我々はそういった場合、オートフォーカス機能を止めている。LEDライト照明強度もフットスイッチに割り付けが可能である。

また、デジタルズーム機能がズーム機能補強に敷設されており、カメラ部分スイッチに充当が可能である。これは顕微鏡にみられない機能であり、3D効果の強さや被写界深度の調整が可能であるが、術野を明るくするため光量を上げると、全体が白っぽく霞んで見える「白とび」という現象が起こることがある。これに対しては、色調コントラストを上げることで対応する。

具体的な操作は以下の通りである。

- 本体タッチパネル上の画像処理メニューから、画像コントラスト、輝度、カラーバランスなどの各項目が調整可能。（カラーバランスは、モニター側でも設定可）。
- 蛍光画像（ICG/5-ALA）の切り替えはカメラ部分での回転式切り替えスイッチで変更可能。蛍光画像撮影中に蛍光画像と非蛍光画像を何度も断続的に切り替えることもできる。
- 蛍光画像のゲインコントロールで、画像の明るさを調整できる。

B）内視鏡との併用手術

顕微鏡では視認困難な組織裏面の視野の確保に、内視鏡との併用手術の有用性が報告されている[6]が、一方で「顕微鏡と内視鏡の2者の画面を観察する必要がある」「内視鏡挿入時に顕微鏡が妨げとなる」などの問題点も指摘されている[6]。

その点、外視鏡手術では術者の眼前に接眼レンズがないため、手元視野の視認が容易で、安全に内視鏡を挿入することができる。また、ORBEYEの画面に内視鏡画像をPicture in pictureの形式で挿入可能であることから、術者が視軸を変更することなく2方向からの術野を同一モニターで観察することが可能となる[5]。

5. 今後追加が望まれる機能

カメラ部分、もしくはフットスイッチへの録画開始／停止ボタン、ICGなどの蛍光画像への切り替えスイッチの敷設など、ナビゲーションシステムとのさらなる連携が望まれる。また、蛍光モードのAGC gain controlが調整機能の下層にあり、調整に手間がかかるため、今後の改良が期待される。

6. 故障時の対応

顕微鏡、外視鏡、内視鏡を用いたMicrosurgeryやHeads-up microsurgeryにおいて最も手術が困難となるのは、これらの機器が故障した場合である。多くの手術室ではバックアップの手術機器が備えられていると考えられるが、ORBEYE故障時の対応を検討しておく必要がある。

ORBEYE本体でなく、モニター側の故障であれば、代替モニターの準備で対応可能だ

が、ORBEYEからの画像外部出力機構が故障した場合、手術はほぼ不可能である。代替顕微鏡がない場合、ORBEYE本体のカメラ部分に付ける拡大鏡が内蔵されている（図5）。

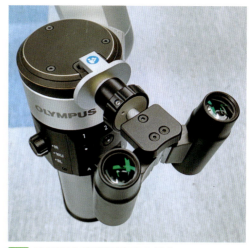

図5 外部出力機構故障時の対応
拡大鏡をカメラ部分に設置した。

Take home message

1. ORBEYEの機器特性を理解した術野、手術室の設定、術者の準備が求められる。
2. 4K3D ORBEYEの利点を最大限に活かすため、デジタル画像機器の特性を含む、機器の理解が求められる。
3. 新規手術機器の特性を理解し、利用することで、手術の安全性向上、術者の疲労軽減、教育効果の向上が期待できる。

参考文献

1) Olympus Corporation: ORBEYE Digital Surgical Microscope System: User Manual. Olympus Corporation, 2023
2) Murai Y, et al: Preliminary Clinical Microneurosurgical Experience With the 4K3-Dimensional Microvideoscope (ORBEYE) System for Microneurological Surgery: Observation Study. Operative Nerosurg 16: 707-16, 2019
3) 村井保夫ほか：4K3D ORBEYE®によるHead-up micro-neurosurgery. 日本マイクロサージャリー学会会誌 33: 118-23, 2020
4) 村井保夫ほか：【神経内視鏡でどこまで見える？】最新のデバイスExoscope. Clinical Neuroscience 38: 427-9, 2020
5) Murai Y, et al: Preliminary Clinical Surgical Experience with Temporary Simultaneous Use of an Endoscope during Exoscopic Neurosurgery: An Observational Study. J Clin Med 11: 1753, 2022
6) Kinouchi H, et al: Simultaneous microscopic and endoscopic monitoring during surgery for internal carotid artery aneurysms. J Neurosurg 101: 989-95, 2004

I部-第2章 外視鏡の特徴・使い方

B VITOM 2D/3D

新潟大学脳研究所脳神経外科 **大石 誠**

1. はじめに

　VITOM 2D/3DはKarl STORZ社が開発・販売している外視鏡[1,2]であり、ディスプレイ表示される映像を偏光メガネの使用により3D可視化すること以外に2Dと3Dの差異はない。ここでは2018年より我々の施設で使用してきたVITOM 3Dの特徴と使用法につき、解説する。

2. VITOM本体の特徴

　主な構成は、カメラ機能としてのVITOM本体と、LED光源と映像変換モジュールおよびディスプレイを一体としたタワーユニットであり、それらをケーブルで連結して使用する。本体は、全長351mm、幅45mmのコンパクトな棍棒型（図1A）をしており、先端に80mm長の小型の筐体を直角に搭載し、射光口2つとレンズ（3次元用に2つ）を配置している（図1B）。配置の特性から射光軸と視軸が若干ズレるのは顕微鏡の構造と同様である。レンズから入った映像は内蔵のCMOSセンサーで、フルHD（現在は4Kもラインアップされている）の解像度の電気信号に変換され、カメラケーブルを通して画像プロセッサで映像としてディスプレイ表示される。本体には筐体の他に、アーム接続部と仕様をボタン調節できる制御部を内在しており（図1A）、光源はケーブルで制御部に接続する。カメラとして焦点対応が可能な作動距離は20〜50cmであり、映像は8〜30倍の範囲内でデジタルズームが可能である。

3. 本体の操作と固定

　本体とタワーユニット以外に、PILOT（図1C）の名称のハンドコントローラー（現在はフットスイッチもあり）と、保持用アームとしてVERSACRANE（図1D）が提供されている。PILOTは手術台に固定し、清潔ドレープを被せて術野の傍に置くことで、術者や助手がズームやフォーカス、あるいは中心合わせなどカメラワークの微調整を可能とする。VERSACRANEは造りがシンプルであり、本体を保持部で固定し手動で操作するため原始的ともいえるが、操作性は良好で、意図したところへのカメラ移動と固定性にも安定感がある。空気圧で調整する内視鏡用ユニアームにも接続は可能で、我々も試みたことがあるが、純正アームのほうが固定直後の微妙な動きの問題もなく印象がよい。すでに使用6年目に入ったが、固定性も可動性も依

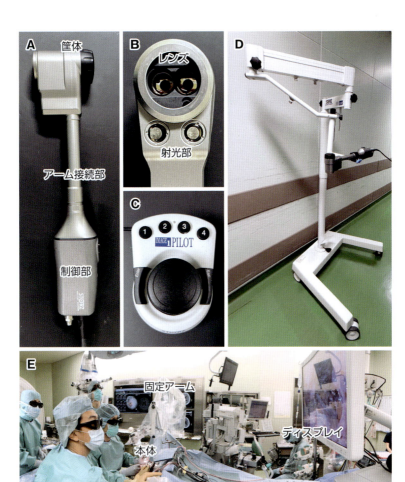

図1 VITOM 3D（カールストルツ・エンドスコピー・ジャパン）
A：本体、B：筐体下面のレンズと射光口、C：操作用のPILOT、D：固定アームVERSACRANE、E：仰臥位手術の際の手術レイアウト。

然として問題なく、その造りには感心する。欠点はスタンド部にあり、軽量である一方で安定させるために面積を取る構造となっており、様々な機器を患者周囲に配置する現在の脳神経外科手術にはそぐわず苦慮する。

4. ディスプレイ

32インチのHDディスプレイがタワーと連結した可動アームに固定されており、アームを伸ばして患者の身体の上に配置することもできるため、仰臥位での開頭手術でも、術者団は真正面のより近い位置でディスプレイを眺めることができる（**図1E**）。55インチの4Kディスプレイと比べてコンパクトでもあり、アームで調整・管理できることから、側臥位や腹臥位でもモニターの配置場所に困ることはない。

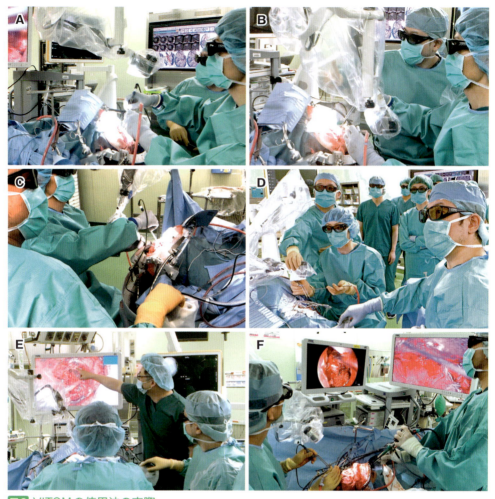

図2 VITOMの使用法の実際
A：対象から50cmまで焦点を合わせることができ、術者の手元は広い。
B：ほぼ水平からも無理なく観察し手術ができる。
C：PILOTにより助手がズームアップ、フォーカス調整、中心への移動など操作する。
D：指導的助手が筐体を移動しながら手術も可能である。
E：ディスプレイ上で外野から術者に直接の指導も容易である。
F：開頭と経鼻の合併手術もセットアップが容易である。

5. VITOMの利点を踏まえた実際の手術

　VITOMシリーズの最大の魅力は、本体、特にレンズと射光口を持つ筐体が小さく、また保持用アームも細く仕上げられているため、筐体を術野と術者の間で動かしてもほとんど視野の妨げとならないことである。対象から50cmまで焦点を合わせることができる作動域は、術者と助手の手元の作業野を広くし（図2A）、また筐体をほぼ水平にしても術者は自然に手技が可能である（図2B）。

　PILOTの活用に関しては、手術顕微鏡では術者がフットスイッチで行ってきたこともあり、我々も当初は少し戸惑いがあった。し

かし助手がコントローラを操作して、術者の手術部位のズームアップ、フォーカス調整、ディスプレイ中心への移動などを細かく補助するようになると、協調作業として手術自体がスムーズに流れるようになった（図2C）。若い術者と指導的助手の組み合わせで手術を行う際には、操作すべき場所へと助手が誘導してゆくことで、教育的にも役立てられるようになった（図2D）。

教育的側面でいえば、もう一つ顕微鏡手術と比較したVITOM手術のメリットとして、術者・助手のみならず手術場にいる全員が同じディスプレイを見ていることから、外野から術者に直接の指導をしやすくなった点が挙げられる（図2E）。また学生や研修医の指導においても実用性の高さが言及されている[3]。

さらには、近年機会も増えつつある開頭と経鼻の合併手術なども、顕微鏡と比べるとセットアップが容易であり、お互いの進捗状況をそれぞれモニターしながら手術を進めることが可能である（図2F）。

6. 顕微鏡手術とVITOM手術の比較例

筆者が顕微鏡手術とVITOM手術が決定的に違うと実感したのは神経血管減圧術であった。図3は、三叉神経痛手術で開頭後に同じ術野にて顕微鏡とVITOMを入れ替えて少しずつ操作した際の比較である。患者は側臥位としており、顕微鏡手術（図3A）では、今までの標準的な配置で術者も患者のやや背側に回り、手元の操作域も制限があり、助手の姿勢もやや窮屈となっている。VITOM手術（図3B）では、術者は位置にこだわらずに姿勢も自然で、操作域は開放的で、助手の姿勢も無理なく、もう一人の助手がPILOTを操作してくれている。患者体位やセットアップはすべて顕微鏡手術に準じて行ったが、手術そのものが非常に楽に感じられたものである。

7. 映像について

我々の施設で使用しているVITOMはHD画質であり、当然ながら4Kより劣る。映像の特徴として、レンズからセンサーへ入った映像を信号処理していることから、顕微鏡と異なり周辺の暗転化、ケラレと呼ばれる現象が見られず、映像全域で明るさが均一化されている。通常画質として顕微鏡と比べて遜色はないと感じているが、最大ズームまでもってゆくと、映像がザラついた感じになることは否めない。

図4Aは片側顔面けいれんの手術で下位脳神経群を展開したところであり、奥まで影が少なく明るく、細かな構造も高精細に再現されている。図4Bは左の後頭経テント法でテント切開して小脳上面から松果体部方向へと向かっているが、同様に術野全体が明るい。顕微鏡では通常患者の背側に立つ術式を取るが、ほぼ真横から無理なく操作をしているのが外視鏡手術ならではとなる。図4Cはてんかんの脳梁離断術であり、明るさが弱点となる例として提示した。光源の明るさゆえに、ハレーションに悩まされることがある。レンズの中に入ってくる光の量が多過ぎることに起因するが、観察野の広い範囲を白色成分が占める場合、大事な部分の判別ができないほどになることもある。対策としては、まず光量を落としてみること、拡大率を下げモニター

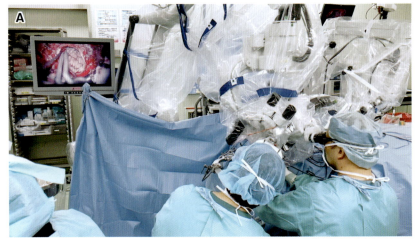
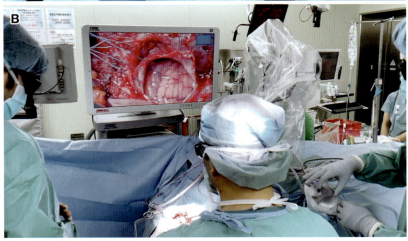

図3 顕微鏡とVITOMの操作風景
同一の三叉神経痛手術における顕微鏡操作風景（A）とVITOM操作風景（B）。術野上のスペースおよび術者団の姿勢に大きな差がある。

内での白色成分の相対面積を減らすこと、外視鏡の角度を少しずらし白質組織への正面からの照射を避けることなどの工夫が挙げられる。

8. さらなる工夫

VITOMは本体のコンパクトさから、外部支援機器と統合したオリジナルな工夫も行いやすい。近年は、顕微鏡とナビゲーションとのリンクが一般化されているが、外視鏡においては実現していない。しかし、ディスプレイを見ながら手術を行う外視鏡手術こそ、パネルを隣に並べるだけで、術野とナビゲーションを見比べながら手術を進めることができ、需要は大きい。我々は、本体にナビゲーションアンテナを固定し、術野からおよそ30cmでフォーカスを合わせてレジストレーションを行うことで、外視鏡とナビゲーションの簡易リンクを行い、深さの正確性は欠くものの、視軸の方向はナビゲーションモニター上で常時追随することができるようにし、深部病変

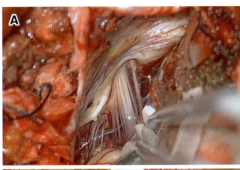
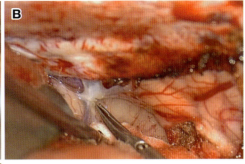
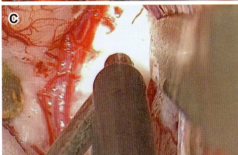

図4 実際の術野例
A：片側顔面けいれん手術。下位脳神経群の解像度と明るさも問題ない。
B：後頭経テント法（左側）。松果体部病変へアプローチしている。
C：脳梁離断術。脳梁の白色成分が強くハレーションが気になる。

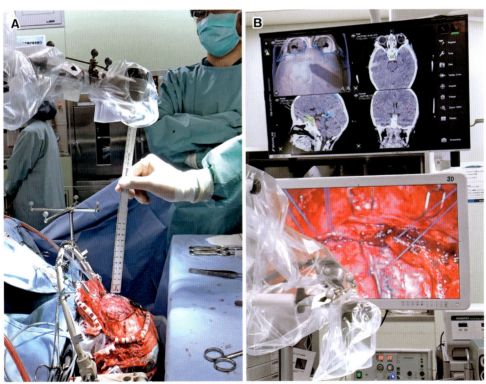

図5 VITOM 3Dのナビゲーション簡易リンクの工夫
30cmでレジストレーションした後（A）、実際に術野とナビゲーション画面を並べることで、視軸方向の確認が随時可能となる（B）。

アプローチの際のオリエンテーションとして活用した（図5）。今後もアイデア次第で様々な用途が可能であろう。

9. さいごに

我々も近年はオリンパス社のORBEYEも汎用しており、映像技術や本体の取り回しに関して使用感に明らかな差異がある一方、それぞれに個性があることも強調したい。VITOMにおいては、筐体を含めた本体がコンパクトであり、取り回しが非常によいこと、PILOTという独特のコントローラも慣れると助手との協調がスムーズであることに筆者は満足度が高い。すでに4K/3Dも提供されており、さらなる技術向上が本機種の使用感を向上させてくれることに期待したい。

Take home message

1. VITOMは、レンズと射光口がある筐体部分が小さく、また保持用アームも細く仕上げられており、術野と術者の間で動かしてもほとんど視野の妨げとならないことが大きな強みである。

2. 顕微鏡手術では手元の操作域に制限があるような症例であっても、VITOM手術では術者は自然な姿勢かつ開放的な操作域を保つことができる。

3. 教育的側面でも有用であり、全員が同じディスプレイを見ることで外野からの指導も容易である。

4. 術野の奥まで影が少なく明るく、細かな構造も高精細に再現できる一方、光源の明るさゆえに、ハレーションに悩まされることがある。

参考文献

1) Burkhardt BW, et al: 3D-exoscopic visualization using the VITOM-3D in cranial and spinal neurosurgery. What are the limitations? Clin Neurol Neurosurg 198: 106101, 2020
2) Oertel JM, et al: Vitom-3D for Exoscopic Neurosurgery: Initial Experience in Cranial and Spinal Procedures. World Neurosurg 105: 153-62, 2017
3) Heath MD, et al: Intraoperative stereoscopic 3D video imaging. Pushing the boundaries of surgical visualisation and applications for neurosurgical education. Br J Neurosurg 26: 662-7, 2012

I部-第2章 外視鏡の特徴・使い方

C 外視鏡手術の実際

名古屋大学大学院医学系研究科脳神経外科　**岩味 健一郎**

1. 手術室と機器のセッティング

　第2章A・Bで解説されたように、VITOM 3D（カールストルツ・エンドスコピー・ジャパン）に付属のアームは手動ネジ固定式であり、拡大率・焦点もハンドコントローラーで調整する。よって、一人で手術を行う場合には、アームやハンドコントローラーを操作するたびに術者は手技を中断せねばならないことが多くなる。スムーズに手術を進行するためには外視鏡操作全般を担当するScopistを配置することが望ましい。また、内視鏡の固定具として広く用いられているUniArm（三鷹光器）はVITOM 3Dの支持にも使用可能であり、可動域が大きく内視鏡手術への移行も容易であることから、VITOM 3Dを使用する施設では導入を検討されるとよい（図1）。

　一方で、ORBEYE（オリンパスメディカルシステムズ）（図2）やKINEVO 900（カールツァイスメディテック）には顕微鏡と同等の支持アームが一体化しており、執刀医が鏡体を片手で移動させたり、フットスイッチを用いて拡大率・焦点を調整したりすることが顕微鏡手術時と同様に可能である。

A) 手術室セットアップ：人員配置と患者体位

　我々の施設では、1）外視鏡と内視鏡を併用し、2）外視鏡や内視鏡の操作全般をScopistが担当し、3）術者は立位で手術を行っており、この条件下の手術室セットアップにつき解説する。

　現在使用可能ないずれの機種においてもモニター上での画像回転は180°のみ可能であることから、手術室セッティングは2種類に大別される（図3A、B）。

　画像を90°回転して観察可能な機器が開発されれば、現在の顕微鏡手術のように、執刀医と助手が90°の角度で術野を囲むセッティングも可能になると期待される。

Tips

　外視鏡は可動域が大きく、患者や術者の術中姿勢が楽になる反面、モニターの配置に注意が必要である。特に自在アームや天吊り形式で支持できない大型モニターは患者の上方には設置できない。また、良好な立体感を得るためには、術者とモニターの距離・角度にも注意が必要である。外視鏡の機種によっては鏡体支持アームがモニターへの視線を遮ってしまうこともあり、手洗いの前に手術室セッティングをしっかり確認する（ゴーグルの付け忘れも予防できる!!）。

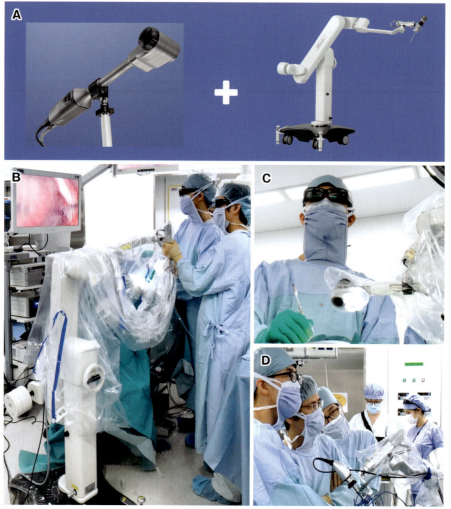

図1 VITOM 3D
A：VITOM 3Dの小さな躯体は内視鏡固定具であるUniArmで支持可能であり、使用感が飛躍的に向上する。
B、C：VITOM 3DとUniArmを併用した手術（術者は立位）。
D：VITOM 3Dから内視鏡へ短時間で切り替え可能。

　実際の手術室セッティングは患者体位によりさらに細分化されるが、我々が用いている代表的なセッティング例を図示する（図3C～F）。

B）術者姿勢：立位vs座位（図4、5）

　上述のごとく我々の施設では術者は立位で手術を行うことが多いが、どの機種についても座位での使用も可能である（図2D）。立位・座位の両者にメリット・デメリットがあり（表）、顕微鏡手術にて座位に慣れていたり、内視鏡手術にて立位に慣れていたりする術者も少なくない。術野の高さや外視鏡の可動域も考慮する必要があり、いずれかに固執することなく、状況に応じて使い分けるのがよいと考えられる。

I部 第2章 C 外視鏡手術の実際

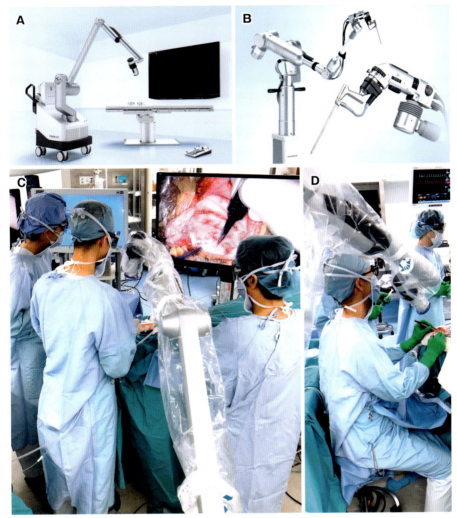

図2 ORBEYE
A：ORBEYEには大型モニターとフットスイッチが付属する。
B：我々の施設ではEndoArm（オリンパス）と併用しているが、他社の内視鏡とも併用可能である。
C、D：術者姿勢は立位・座位ともに可能である。

Column

それでも立位が好きな理由

「血管吻合なども立位でしますか？」と質問をいただきます。顕微鏡時代には私も座位で手術をしていましたので、繊細な手技は座位でしたくなることは十分に理解していますが、「はい」と答えています。形成外科や心臓外科では立位で血管吻合というのは珍しくないそうですし、何よりScopistの先生と二人羽織のように密着して外視鏡・内視鏡併用手術を行う際には立位が必須だと感じています。また、座位と腰痛の関連報告もあり[1,2]、筆者は立位で手術をするようになり腰痛がなくなりました。でも、下肢静脈瘤など、長時間の立位に伴うリスクには注意が必要かもしれません（??）。

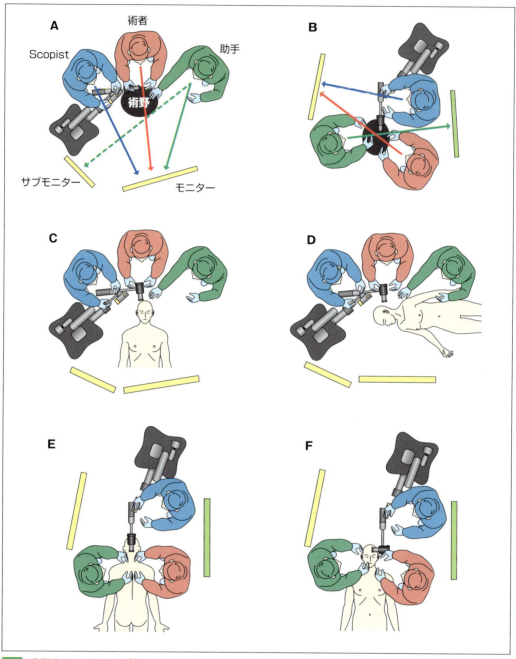

図3 手術室セットアップ例

A：セッティング1：術者と助手が術野に対して横並び。モニターは一面でも可能。サブモニターを助手用に設置することもある。
B：セッティング2：術者と助手が術野を挟んで対面。術者用モニター（黄）とは別に画像を180°回転した助手用モニター（緑）が必要。
C、D：セッティング1（A）の使用例。Cは天幕上手術の多くで用いられる基本のセッティング。DはLateral suboccipital approachなどで用いられるセッティング。
E、F：セッティング2（B）の使用例。Eは天幕下正中病変手術などで用いられるセッティング。FはInterhemispheric approachなどで用いられるセッティング。
赤：術者、青：Scopist、緑：助手、矢印は術者がモニターを見る視線を示す。黄および緑の四角：外視鏡・内視鏡兼用モニターであり、緑色のモニターは180°回転した画像を表示する。

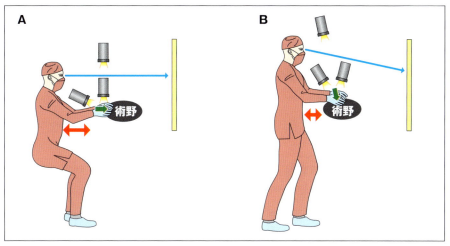

図4 術者姿勢側面図・座位vs立位

A：座位、B：立位。
黄色：モニター、水色線：術者視線、緑矢印：手を入れやすい角度、赤矢印：術者と術野の距離。

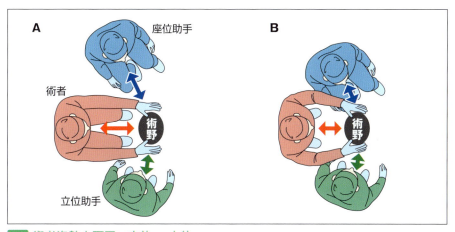

図5 術者姿勢上面図・座位vs立位

A：座位、B：立位。
赤矢印：術者と術野の距離、緑矢印：立位助手と術野の距離、青矢印：座位助手と術野の距離。

表 立位・座位のメリット・デメリット

	メリット	デメリット
座位	・フットスイッチが操作しやすい ・足が疲れにくい ・血管吻合など繊細な操作向き ・術野手前から手を入れやすい（図4A、緑矢印）	・術野に近づきにくい（図4A、赤矢印） ・水平〜上向き視軸になりやすい（図4A、水色矢印） ・座位の助手は近づきにくい（図5A）
立位	・内視鏡手術との相性がよい ・術野上方から手が入れやすい（図4B、緑矢印） ・術野に近づきやすい（図4B、赤矢印） ・下向き〜水平視軸が取りやすい（図4B、水色矢印） ・座位の助手も近づきやすい（図5B）	・フットスイッチが操作しにくい ・足が疲れやすい

C）グラスタイプ（図6）

現行の外視鏡において必須のアイテムが、3Dグラスである。様々な形態のものが流通しているが、術者が眼鏡を装用しているかどうかで大きく3つに分類される。

ⅰ）裸眼・コンタクトレンズ術者専用

フルリムタイプやハーフリムタイプなど、強度やデザインなどが異なる様々な形態から好みのものを選択することが可能である。

ⅱ）汎用タイプ：オーバーグラスタイプ

眼鏡の有無に関わらず装着できるタイプであり、多くの外視鏡に付属品として付随する。眼鏡の上からでも装着できるオーバーグラスタイプであり、フィルムを交換できるタイプでは損傷や汚染にも対応しやすい。

ⅲ）眼鏡装用術者専用：クリップオンタイプ

種類は最も少ないが、眼鏡にクリップで装着するタイプである。フリップアップ機構が備わっているものが多く、肉眼操作時にはレンズを跳ね上げることで良好な視界を確保できる（図7A・B）。

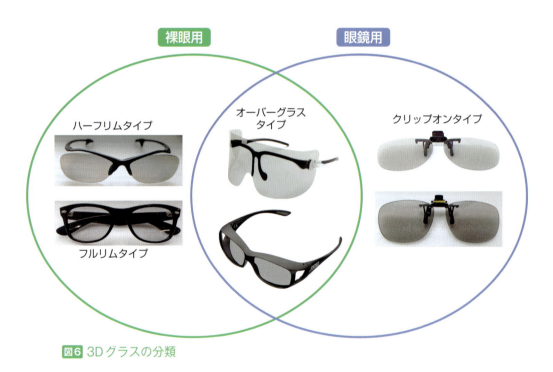

図6 3Dグラスの分類

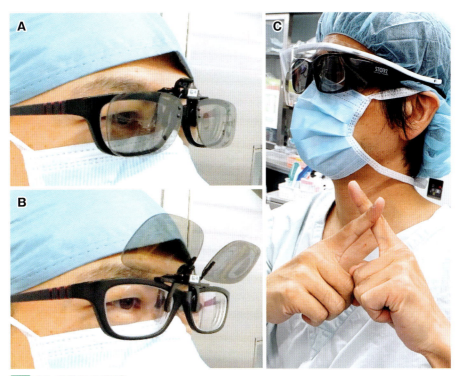

図7 3Dグラスの選択
A・B：クリップオンタイプの3Dグラスはフリップアップ・ダウンにて肉眼操作とマイクロ操作時の切り替えが容易である。
C：3Dグラスと感染防御用ゴーグルを併用すると立体視できなくなることがある。

Column

私の推しグラス

眼鏡を装用している筆者は、**図7A・B**のとおりクリップオンタイプを愛用している。軽いことと肉眼下操作時にゴーグルなしのクリアな視界を得たいことが最大の理由であり、外回りの看護師の手を煩わせないよう、専用の鉗子でフリップアップ・ダウンを行っている。手術室の人員が少なく、途中でグラス脱着を手伝ってもらえない術者にもおすすめである。

Pitfall

裸眼用グラスなどはレンズも小さく、感染予防目的にフェイスシールドの装着を考慮する可能性がある。フェイスシールドが3Dグラスの偏光を妨げて立体視できなくなることがあり（**図7C**）、その場合にはフェイスシールドを兼ねてオーバーグラスタイプを選択する。また、3Dグラスと同じ形状ながら、2D観察用のグラスも流通しており（おそらく3D酔いなどに対応するためのグラス）、立体視ができないときにはグラスのタイプを確認する。

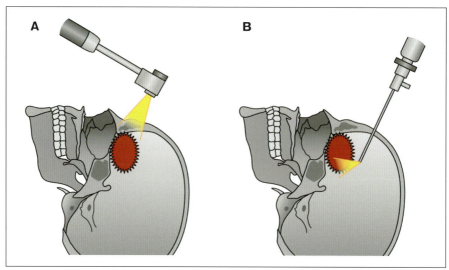

図8 外視鏡と内視鏡を用いた小開頭手術の概念図
A：外視鏡による立体視を活かして浅部操作を行う。
B：術野が深くなり、外視鏡画質の低下や術野照度の低下を感じた場合には内視鏡に切り替える。外視鏡では死角となる部位があれば積極的に内視鏡を用いる。

2. 外視鏡と内視鏡を組み合わせた小開頭手術

　ORBEYEやKINEVO 900などの外視鏡を単独で用いて手術を行う場合、執刀医は顕微鏡手術と同様に、鏡体を両手ないし片手で移動させ、フットスイッチで拡大率や焦点の調整・鏡筒微動操作を行うことができる。皮膚切開や開頭などの術野デザインも顕微鏡手術と同様に行うことができる。一方で、外視鏡から得られる画質は顕微鏡の画質に近づいているものの、顕微鏡を超えるには至っていない。顕微鏡も利用できる環境で、あえて外視鏡を用いるのであれば、「良好なエルゴノミクス」と「内視鏡との親和性」を活かさねばならない。我々の施設では外視鏡と内視鏡を併用し、可能な限り小開頭にて手術を行っている。

　外視鏡と内視鏡を併用した小開頭手術では、皮膚切開や開頭を縮小し、直線視野内の浅部術野は外視鏡で観察し、深部や死角の観察は内視鏡で行う（**図1、2、8**）。外視鏡は鏡筒が小さく、焦点距離が長いため術野を肉眼観察することも容易であり、皮膚切開や開頭操作時には肉眼観察も併用するとよい。また小開頭手術時には、小さな皮膚切開内で最大限の骨削除を行う必要があり、外視鏡による拡大視野下に術野辺縁の骨削除を行うことは安全性向上に寄与する。以下に、外視鏡・内視鏡併用小開頭手術の手順を概説する。

A）患者体位

　外視鏡によるHeads-up surgeryでは患者体位の自由度が高く、水平視線・Look-up視線を利用することで、可能な限り仰臥位にて手術を行っている（**図9**）。小脳や脳幹背側、脊髄へのアプローチ時など、過剰な髄液排出が危惧される際には腹臥位も選択する。

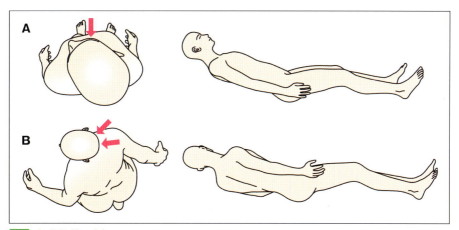

図9 患者体位の例
A：前・中頭蓋底手術時の体位例。
B：頭頂・後頭・後頭蓋手術時の体位例。
赤矢印はアプローチの方向。

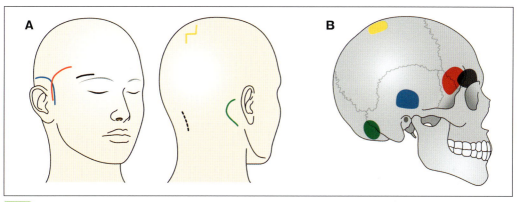

図10 小開頭手術時の皮膚切開と開頭の例
A：皮膚切開の例。黒：前頭蓋底、赤：Pterion周囲および中頭蓋底前方、青：中頭蓋底後方、黄色：頭頂、緑：後頭蓋外側、黒破線：後頭蓋正中。
B：開頭の例。黒：前頭蓋底、赤：シルビウス裂、青：中頭蓋底後方、黄色：頭頂、緑：後頭蓋外側。

B）皮膚切開（肉眼ないし外視鏡）

通常の開頭術と同様に、Key holeの部位とサイズを決定した後に必要な皮膚切開が決定される。図10Aに我々がKey hole手術時に用いている皮膚切開の例を示す。

C）開頭（肉眼ないし外視鏡）

手術に必要な小開頭をデザインする。図10Bに我々が用いている開頭の例を示す。我々の経験上、2cmよりも小さな開頭の際には内視鏡自体が道具と干渉するため、2.7mmなどの細径内視鏡使用も考慮する。一方で開頭が3cmよりも大きくなると、内視鏡を骨縁に触れさせにくくなり不安定となることもある。

D）頭蓋内操作（外視鏡・内視鏡）

浅部操作時には外視鏡による立体視を活かして、繊細な剥離・切開操作を行う

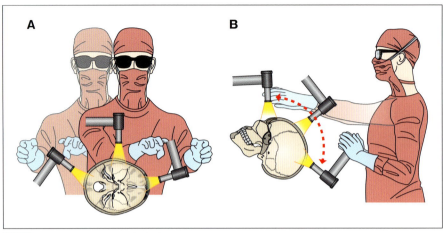

図11 外視鏡の動きと術者姿勢
外視鏡手術時、術者は3Dゴーグルを装着してモニターを観察する。外視鏡が大きく移動しても術者の体幹移動は少ない。

（図8A）。接眼レンズを持たない外視鏡は、機器を大きく動かしても術者姿勢に影響しにくい（図11）ため、Scopistは外視鏡の位置をこまめに調整して、小さな"Key hole"からより広い頭蓋内腔を観察・操作できるよう心掛ける。後の内視鏡操作に備えて可能な限りの腫瘍減量や栄養血管遮断を行い、内視鏡挿入スペースの作成や出血の少ない術野の確保を行う。病変や術者技量に応じて外視鏡と内視鏡の使用割合は異なるが、基本的には術野が深くなり、外視鏡画質の低下や術野照度の低下を感じた場合には内視鏡に切り替える（図8B）。術野浅部でも外視鏡では死角となる部位があれば積極的に内視鏡を用いる。止血の確認や高齢患者における脳の過剰虚脱予防のためには内視鏡下水中手術の活用も検討する。

外視鏡や内視鏡の操作を担当するScopistは第二の術者であり、術野解剖や手術の流れを把握しておく必要がある。執刀医とScopistの息が合えばスピーディーな手術が施行可能となる。指導医がScopistとしてトレーニーを指導したり、トレーニーが術式を予習してScopistとして経験を積んだりすることも可能である。

Tips

外視鏡・内視鏡の併用
- 外視鏡・内視鏡の両方をマスターして、両機器の長所をフル活用する。
- 外視鏡→内視鏡の順に固執せず、必要に応じて両者を何度でも切り替える。
- Scopistは術者の"目"の役割を担う非常に重要な役である。

Pitfall

内視鏡手術時には、道具の出し入れに注意が必要であり、観察領域外でも組織損傷を来さぬよう注意する。

Take home message

1. 基本は顕微鏡手術と同じ。解剖の知識とマイクロ手術手技を身につける。
2. 各観察機器の特性（長所と短所）を意識して用いる：長所をうまく組み合わせる。
3. Scopistという新たな役割：第二の術者として手術の流れを理解しておく。
4. 手術機器は日進月歩、何でも使いこなせる術者になろう。

参考文献

1) Sang-Min Park, et al: Longer sitting time and low physical activity are closely associated with chronic low back pain in population over 50 years of age: a cross-sectional study using the sixth Korea National Health and Nutrition Examination Survey. Spine J 18: 2051-8, 2018
2) Yeon Kim, et al: Prolonged sitting-induced back pain influences abdominal muscle thickness in a sitting but not a supine position. Sci Rep 12: 16369, 2021

Ⅰ部-第2章 外視鏡の特徴・使い方

D 臨床でのVITOM・ORBEYE・KINEVOの比較

名古屋大学大学院医学系研究科脳神経外科　**岩味 健一郎**

1. 臨床における現行外視鏡の比較

3D外視鏡には複数の機種があり、筆者らは3種類の外視鏡を使用してきた〔VITOM 3D（カールストルツ・エンドスコピー・ジャパン、**Ⅰ部第2章C・図1参照**）、ORBEYE（オリンパスメディカルシステムズ、**Ⅰ部第2章C・図2参照**）、KINEVO 900（カールツァイスメディテック、**図1**）〕。全ての機種に共通の特徴は、前述のごとくモニターを観察しながら

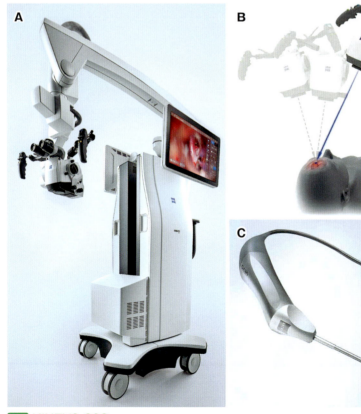

図1 KINEVO 900
KINEVO 900はPointLock機能・PositionMemory機能などを搭載する高性能顕微鏡であり、内視鏡であるQEVOは本体に接続するだけで使用可能である。

表1 各機種の光学性能

	VITOM 3D	ORBEYE	KINEVO 900
光学ズーム		倍率比1：6	倍率比1：6
デジタルズーム	×4	×1.5、×2	
付属モニター	32インチ	32/55インチ	24/55インチ
オートフォーカス		○	○
蛍光観察		○	○
Working distance	200〜500 mm	220〜550 mm	200〜625 mm
照明	LED	二軸LED	キセノン

手術を行う"Heads-up surgery"のための観察機器であり、接眼レンズを覗く必要がなくなったことである。外視鏡の角度や位置が大きく動いても、術者は上肢の位置を変えるだけで姿勢を崩すことなく手術を続けることが可能となり、小型の外視鏡であれば、水平視軸やLook-upの視軸も可能で、患者も仰臥位を中心に比較的楽な姿勢で手術を受けられるようになる[1]。本体および鏡体が小さい機種であれば、複数チームによる同時手術も円滑に施行可能となる。さらに、医療スタッフや見学者も、執刀医と同じ3D画像を観察可能となるため、チーム医療の促進や教育にも役立つと考えられる。

筆者は上記以外の外視鏡〔HawkSight（三鷹光器）、MMSエクソスコープ（VisionSENSE）、VITOM 2D（Karl STORZ）など〕を実際の手術で長期間使用した経験がなく、今回は長期使用経験のある3機種のみの比較となることをお許しいただきたい。

A) 各機種の光学性能

外視鏡としてのスペック概要を表1に示すが、センサーサイズや実際にモニター上で観察可能な倍率・解像度といった厳密なスペックは各メーカーにお問い合わせいただきたい。内視鏡機能や顕微鏡機能も含めるとさらに対比は難しくなる。外視鏡機能に注目するとVITOM 3Dは最もスペックが劣るものの内視鏡と共通の光源や支持具を使用可能である。ORBEYEは独立した外視鏡としての完成度が最も高い。KINEVO 900は高性能顕微鏡に外視鏡機能が搭載されており、内視鏡であるQEVOも使用可能な、最も多機能な観察機器といえる。

Tips

ORBEYEやKINEVO 900のオートフォーカス機能は非常に便利である反面、穿通枝動脈や脳神経の間隙から深部を観察したいときにも手前の動脈や神経に焦点が合ってしまう。筆者らは、オートフォーカス機能はオフにしておき、手元ボタンを押したときのみオートフォーカスが作動するようセッティングしている。

B) 臨床における使用感の比較

前述の外視鏡としての光学性能に加え、鏡

表2 VITOM 3D、ORBEYE、KINEVO 900の臨床における比較

	メリット	デメリット
全機種共通	・接眼レンズを覗く必要なし ・3D画像共有（チーム医療、教育） ・同一モニターに内視鏡画像出力	・3D酔い ・助手が横から入りにくい
VITOM 3D	・小型 ・安価 ・内視鏡との切り替え容易 ・UniArm使えば大きな可動域 　（覗き上げ視野も可能）	・別途UniArm必要 ・フットスイッチなし ・蛍光観察できない ・光学ズームなし ・深部では光軸ズレやすい
ORBEYE	・高画質 ・深部術野も照らしやすい ・水平視軸も取れる ・蛍光観察可能 ・片手操作可能 ・フットスイッチ有り	・アームの可動域に一部制限あり
KINEVO 900	・高画質 ・深部術野も照らしやすい ・蛍光観察可能 ・片手操作可能 ・フットスイッチ有り ・ポイントロック等の機能充実 ・QEVOは本体にコードを差すだけ ・ナビゲーションとの連動可 ・顕微鏡手術への移行が容易	・高価 ・大きさ（全体、顕微鏡部分） ・鏡体やアームが視野に入る

体・本体のサイズや操作感などを含めた臨床における使用感の比較を**表2**にまとめる。

筆者の私見だが、VITOM 3DはUniArmや内視鏡との併用を前提とするならば取り回しが良く、安価で導入もしやすい反面、慣れや工夫が必要である。KINEVO 900は外視鏡機能も搭載した高性能顕微鏡であり、顕微鏡としては申し分ないものの、特に鏡体部分が大きいため、外視鏡としての使用場面は限られる。ORBEYEは各機能のバランスが取れており、初心者にも使用しやすい外視鏡である。

上記3機種を使用した筆者のおすすめは、以下の通りである。

- 内視鏡に重点を置く施設・術者
  →VITOM 3D
- 外視鏡に重点を置く施設・術者
  →ORBEYE
- 顕微鏡に重点を置く施設・術者
  →KINEVO 900

Tips

ORBEYEの鏡筒部分には側面の蛍光切り替えつまみ以外に、3つのボタンと2つの上下スイッチがあり、好みに応じて機能を割り当てることができる。Scopistが不在でもスムーズに手術を進められるよう、筆者は明るさ調整・焦点調整・拡大調整・オートフォーカスができるように設定している。

今後、外視鏡は改良を重ね、さらなる小型化や、モニター以外の観察方法（ヘッドマウントディスプレイ等）、助手が顕微鏡のように横から手術参加できる機能（例：画像の90°回転機能）などが追加されていくと予想される。

C）外視鏡特有の問題点・注意点への対応

顕微鏡との対比において、外視鏡特有の問題点が指摘されている。特に画質や助手の観察角度など、次世代機の開発を待つほかない問題点もあるが、慣れや工夫にて解決・改善するものもある。

ⅰ）3D酔い

顕微鏡手術と同様に、外視鏡の視軸や拡大率もこまめに調整するべきであるが、ゆっくり正確に動かして3D酔いを予防する。腫瘍との距離を一定に保って外視鏡を移動させることで、焦点のズレをなるべく少なくなるよう心がけると、酔いも減り手術もスムーズに進行する。どうしても3D画像が不得意な見学者は、2D観察用のゴーグル装着も検討する。

ⅱ）画質が悪い

3D外視鏡は術野から離しても焦点調整可能なものが多いが、デジタルズームを使用すると画質が劣化するため、手術操作の妨げとならない範囲でなるべく術野に近づけて高画質で観察するよう心がける。

ⅲ）白とび

術野内に白色の組織等が多いと画像の"白とび"を生じて、周囲の観察や手術操作が難しくなる。全機種ともに、外視鏡の角度を調整することで白とびを抑えることができる。ORBEYEやKINEVO 900では、光源の強さを調整して対応することも可能である。VITOM 3Dでは露出が自動調整されるため、光源の強さを調整しても白とびを抑えることはできない。術野に白いガーゼなどを入れた後、Auto Exposure Lock（AEL）ボタンを押して露出時間を短く固定することで対応可能であるが、ハンドコントローラーで拡大率や焦点の変更を行うとAELも解除されてしまうことに注意を要す。

ⅳ）立体視ができない

3Dモニターと観察者の距離および角度が適切でないと、立体感が得られない。同じ外視鏡でも、モニターの違いで適切な距離が異なる。**Ⅰ部第2章C**でも述べたが、3Dグラスの上に感染防御用のゴーグルを装着すると立体視できなくなることがあるので注意する。前述の2D用ゴーグルを誤って装着していないか、モニター設定が2D表示になっていないかも確認する。

ⅴ）その他

外視鏡手術に慣れるまでは、従来用いていた顕微鏡をバックアップとして用意しておき、いつでも顕微鏡手術に戻れるよう準備しておく。

Column

Scopistは映画監督??

Scopistの腕前次第で、手術の進行や参加者の酔いなどが明らかに違ってくる。解剖や手術の段取りに精通することはもちろんのこと、執刀医の気持ちを理解したり、コマ割り・画角などを調整したりする才能も必要なのかもしれない。

Ⅰ部 第2章 D 臨床でのVITOM・ORBEYE・KINEVOの比較

> **Column**
>
> 最新の顕微鏡であるKINEVO 900は多くの施設に導入されており、3D外視鏡機能を搭載可能であるため、最も身近な外視鏡ともいえる。KINEVO 900は他の外視鏡に比して大型であるため、外視鏡として使用する際に我々は不要な側視鏡筒を取り外し、可能な限り小型化して用いている。それでも鏡体は大きく、外視鏡として胸元において水平視線手術を行うことは困難である。解決策として、術者用観察鏡筒を対面術者用ポートに設置しておくことで、接眼レンズを覗く顕微鏡手術へ移行可能となり（図2）、3D外視鏡に不慣れな術者でも安心してHeads-up surgeryに挑戦することができる。

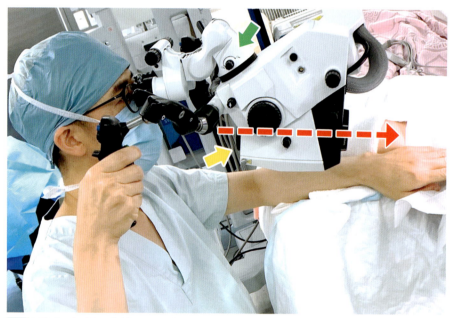

図2 KINEVO 900を使用した水平視線手術時の工夫
緑矢印：対面術者用ポートに設置した観察鏡筒、黄矢印：本来の術者用ポート、赤破線矢印：水平視軸。

2. さいごに

3D外視鏡を使用した脳神経外科手術・マイクロ手術は今後急速に普及すると考えられるが、機器自体はいまだ発展途上で次世代機の開発が続いている。本項の内容は執筆時点での機器性能に基づき、筆者の私見も多分に含むことをお許し願いたい。3D外視鏡の将来性は非常に高いものの、これに囚われることなく、よりよい機器を積極的に取り入れて研鑽を重ね、よりよい手術を目指していかねばならない。

Take home message

1. 手術室はすでに"外視鏡"で溢れている。ルーペも顕微鏡も"外視鏡"。
2. 各観察機器の特性（長所と短所）を意識して用いる：短所にうまく対応して性能を引き出す。
3. 内視鏡やナビゲーションなどの周囲機器との親和性やスタッフ・手術室などの施設環境も考慮して、よりよい機器を選定する。

参考文献

1) Iwata T, et al: Microsurgery "Under the Eaves" Using ORBEYE: A Case of Dural Arteriovenous Fistula of the Anterior Cranial Fossa. World Neurosurg 138: 178-81, 2020

II部 各論

第3章
疾患別の治療

II部-第3章 疾患別の治療

A 腫瘍（大脳鎌髄膜腫、テント髄膜腫をもとに）
1）序論：脳腫瘍における外視鏡手術

旭川医科大学脳神経外科学講座　**木下 学**

1. 外視鏡における "The law of diffusion of innovation"

　ある業界のそれまでの標準を覆すような技術革新の出現に遭遇することがある。The law of diffusion of innovation（イノベーター理論）は社会学者のエヴェリット・ロジャースが著書「イノベーション普及学」の中で、新しい技術がどのようにして社会に普及するのか、あるいは普及しないのかを説明した理論である（**図1**）[1]。
　従来技術ユーザーの2標準偏差外にいる2.5％のInnovators（革新者）は積極的に新規技術を採用し、1標準偏差から2標準偏差内の13.5％のEarly Adopters（初期採用者）が革新者に引き続いて新規技術をとり入れ社会に普及し始める。しかしながら、社会に新規技術が本格的に普及するためには、合計16％のユーザーからの支持では不十分で、次の34％のユーザーであるEarly Majority（前期追随者）に支持されることが必要とされる。逆に、新しい技術がEarly Majorityの一部にまで支持され始めると、その技術は急速に社会に普及し始めるという。よって、新規技術が導入初期に20％のユーザーシェアーを獲得できているか否かを測ることは、

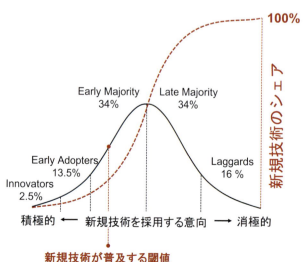

図1 イノベーター理論に基づく新規技術の普及推移
（文献1をもとに作成）

きたるべき未来を予測する上で参考になる。

さて、この考え方を脳神経外科手術に当てはめてみたい。従来治療法と新規治療法はゼロサムゲームの状態で競合するため、革新的な新規治療法が普及すると、外科医個々人の思いとは無関係に従来治療は減少し、新規治療が増加する。例えば、脳血管内治療は脳動脈瘤に対する欠かすことのできない標準治療を確立しているが、2000年初頭に全脳動脈瘤治療数の20％以上が脳血管内治療によるものとなって以来、爆発的に血管内治療数が増加し、開頭手術が減少している[2]。

このような文脈で、脳腫瘍手術における外視鏡と顕微鏡の関係を考えたい。筆者はこれまで2施設で外視鏡の導入に参加することができた。導入初期は私を含め多くの術者が外視鏡を懐疑的に捉え、積極的に使用しようとはせず、外視鏡の導入に直接かかわった者（Innovators）があえて使用する状態になる。外視鏡を使用する手術の種類も難易度が低いものに限定される。しかしながら、Innovatorsが外視鏡で行っている手術の難易度がやや高いものへと変化していくにつれて、Innovatorsに追従してEarly Adoptersが外視鏡を使用し始める。Early Adoptersが標準的な手術を難なく外視鏡で完遂していくのを横目で見ていた、Early Majorityが外視鏡を利用し始める。異なる2施設でこのような典型的なdiffusion of innovationをおよそ3カ月の経過で再現性高く経験した。最終的には、いずれの施設も顕微鏡はあくまでもバックアップ用機器の役割へと格下げされ、主戦機は外視鏡になっている。

これらの経験から、脳神経外科領域における従来の顕微鏡手術は今後確実に減少し、外視鏡手術に置き換わっていくと断言できる。この未来は外科医や医療機器メーカーの思いとは残酷なほど無関係に訪れることを肝に銘じておくべきである。

2. 脳腫瘍手術における外視鏡の利点

外視鏡が脳腫瘍手術において支持される理由は以下の3つに集約されると考えている。
- 術者にとって良好なエルゴノミクスを提供する
- 患者体位の自由度が高い
- 術者教育に優れている

以下、各項目について詳しく説明したい。

A）外視鏡は術者にとって良好なエルゴノミクスを提供する

外視鏡専用機として普及している外視鏡の鏡筒は、顕微鏡のそれと比較してはるかに小さい。顕微鏡手術では、接眼レンズと手術操作を行っている指先までの距離が長いと術者は腕を伸ばしきる必要に迫られ、手術の操作性が低下したり身体的疲労を感じたりして問題となってきた。顕微鏡の鏡筒は多数のレンズと駆動装置で構成されている大掛かりなものである一方で、外視鏡の鏡筒は500ml缶程度の大きさしかない。また、術者は大型モニターを術野とするため、顔を鏡筒に近接させる必要もない。そのため、外視鏡では鏡筒が術野の妨げになることがなく、術中に術者の姿勢に制限がかからず最適な姿勢で手術を施すことができる。外視鏡が提供するこの利点は手術の質の向上に直結すると考える（**図2**）[3]。

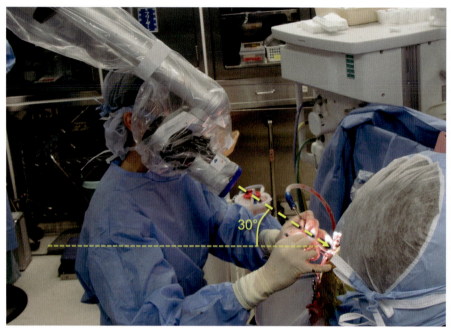

図2 進入角度が浅い手術で外視鏡が提供する良好なエルゴノミクス

B）外視鏡による手術では患者体位の自由度が高い

　脳血管障害に対する開頭手術とは異なり、脳腫瘍に対する外科治療では病変の局在が多様なため到達法も多岐にわたる。病変の局在がテント上なのかテント下なのか、前頭葉なのか頭頂葉なのか等で開頭範囲を変更する必要があり、手術体位も異なる。顕微鏡手術では鏡筒の可動域に制限があるため、患者の体位を工夫することで標的とする病変を鏡筒の可動域内に収める必要がある。顕微鏡と比較して外視鏡は鏡筒の可動域がはるかに大きいため、無理な患者体位を用いて標的病変を鏡筒の可動域内に収める必要が少ない。これは無理な体位を患者に強いる必要がなくなるというメリットを提供するだけでなく、従来は実行が困難であった術式を実現する可能性を秘めている。このような物理的背景から、脳神経外科の顕微鏡手術に対する外視鏡の利点は、血管障害に対する外科治療よりも脳腫瘍に対するそれでより強く実感される。

C）術者教育に優れている

　手術動画は術者教育において大きな役割を果たしてきた。しかしながら、通常の顕微鏡手術では術者が見ている術野の一部を2次元映像として記録しているに過ぎない。そのため、術者の接眼レンズから見える術野と、記録された映像の間には大きな乖離がある。

　その一方で、外視鏡手術は大型モニターが仮想的な術野となり、術者が見ている術野が3次元的に全て記録されているため、記録映像を見直すことで術野の奥行きを含めて手術当時の状況を完全に復元することができる。術者が手術を進める際に利用していた全てのビジュアルキュー（視覚的ヒント）を修練中の医師が追体験できるため、術者育成の効率

と学習の再現性が格段に向上するものと期待される。

3. 脳腫瘍手術における外視鏡の問題点

いったん外視鏡手術に慣れてしまうと顕微鏡手術を難しく感じるようになるぐらい、個々の脳腫瘍手術に関する限り外視鏡は顕微鏡にあらゆる点で優れており、問題点を見出せない。しかしながら、このような現象は術者を育成する上で問題となり得ることを意識する必要がある。患者体位、術者体位と顕微鏡の可動域という物理的制限を強く意識した上で手術計画を立て実行することが、顕微鏡手術の上達には重要な要素であった。こういった基礎力が確立している術者が外視鏡手術に移行することで、より先進的な手術を実施できる。

一方で、まだ顕微鏡手術の基礎が固まっていない段階で若手の術者が外視鏡手術に触れることが、その術者の成長を妨げる可能性がある。新規技術が出現するたびにこのような議論が繰り返されており、外視鏡も例外ではない。脳神経外科領域における顕微鏡手術の重要性が減少し、外視鏡手術の重要性がより一層増していくことが確実視される中で、理想的な術者育成法がどのようなものであるのか、議論と検討が必要だろう。

参考文献

1) Everett MR (eds): Diffusion of Innovations, 5th Edition. By Simon and Schuster, 2003
2) Lin N, Cahill KS, et al: Treatment of ruptured and unruptured cerebral aneurysms in the USA: a paradigm shift. J Neuro Interventional Surg 10: i69, 2018
3) Kijima N, Kinoshita M, et al: Utility of a novel exoscope, ORBEYE, in gravity-assisted brain retraction surgery for midline lesions of the brain. Surg Neurology Int 12: 339, 2021

Ⅱ部-第3章 疾患別の治療

A 腫瘍（大脳鎌髄膜腫、テント髄膜腫をもとに）
2）大脳鎌髄膜腫の顕微鏡手術

琉球大学大学院医学研究科脳神経外科学講座　**浜崎 禎**

1. はじめに

　大脳鎌髄膜腫は、正中矢状面にある大脳鎌を発生母地とする腫瘍であり、腫瘍付着部が上矢状静脈洞（superior sagittal sinus：SSS）を含む傍矢状洞部髄膜腫と区別される。頻度は髄膜腫全体の9％程度[1]と少なめである。腫瘍の大脳鎌付着部位に応じて体位、頭位および開頭を設定する必要があることはもちろん、術前画像診断において腫瘍とSSSへの架橋静脈との位置関係、栄養血管が外頚動脈系のみか前大脳動脈（anterior cerebral artery：ACA）からのpial feederがあるか、腫瘍のSSS内への浸潤がないか、腫瘍内部を貫通するACA分枝がないか、などの血管評価が安全な手術計画に必要となる。

　大脳鎌髄膜腫のなかで半数を超え最も多い中間1/3に腫瘍付着部を持つ症例[2]では、大脳縦裂に進入する際に下肢の運動皮質近傍に牽引をかける必要があり、術後新たな神経症状出現のリスクがある。

2. 体位、頭位、開頭およびアプローチ

　大脳鎌髄膜腫に対する顕微鏡手術では、腫瘍付着部の矢状面における位置および冠状面における腫瘍塊の側方性などに応じてアプローチ側、体位および頭位を最適化する。

　大脳鎌を矢状面で3分割した場合、前方1/3に付着部をもつ腫瘍では仰臥位で頭部前屈なし、中間1/3では仰臥位で中程度の頭部前屈、後方1/3では腹臥位で行う（**図1**）[3]。また、頭部を10～15°程度進入側に回旋すると、脳の自重によるself-retraction効果により、軽い脳の牽引で術野を展開することができる（**図2**）[4]。

　腫瘍塊が片側の場合、また、腫瘍塊が両側にまたがる場合では、腫瘍塊が大きい側、付着部が浅い側と同側からアプローチするのが基本であるが[5]、架橋静脈の間隔が短く術野の展開が難しそう、腫瘍塊と対側に大脳鎌が変位している（腫瘍塊と同側アプローチでは大脳鎌の腫瘍付着面が目視しにくい）、腫瘍のサイズが大きく、腫瘍下方からのpial feederが同側からのアプローチでは早期に捉えられないことが予想される[2]、などの場合は、腫瘍塊と対側からアプローチしたほうが有利に手術を進められる[4]。腫瘍塊が対称

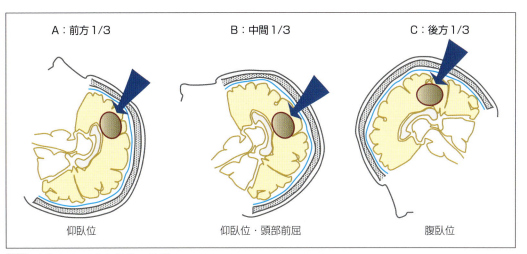

図1 腫瘍発生母地と体位・頭位

大脳鎌髄膜腫の発生母地と摘出術における適切な頭位を示す。前方1/3では仰臥位（A）、中間1/3では仰臥位で頭部前屈（B）、後方1/3では腹臥位（C）。青矢印は顕微鏡の視軸を示す。

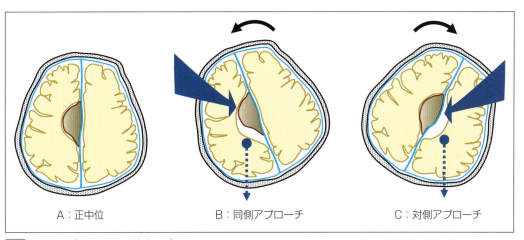

図2 同側アプローチと対側アプローチ

腫瘍塊と同側の開頭からアプローチするのが基本である（B）。頭部を開頭・アプローチ側に10～15°回旋すると、脳が自重で落ちるため（青破線矢印）、脳べらによる牽引をより軽くすることができる。架橋静脈などの条件（本文および表参照）次第では対側アプローチが有利である（C）。この場合も開頭・アプローチ側に頭部を10～15°回旋すると、脳の自重によって術野が開き（C、青破線矢印）、また対側にある腫瘍塊が自重で術野に落ちる力が働く。

的で架橋静脈の位置にも左右差がない場合は、非優位側からのアプローチを選択することが多い。上記の理由から、術前に架橋静脈の評価を行うことは手術進入側を決定するのに重要である。SSSに架橋する傍正中部の静脈は前頭部に多く、後頭部で少ない[6]。術前に病側皮質の神経症状がある症例では、対側アプローチで健側の脳牽引によって新たな神経症状を引きこした場合、術後は両側の神経症状となるリスクを念頭に置く必要がある。

同側アプローチ・対側アプローチともに脳や腫瘍の自重を利用して自然に術野を展開すると有利である[4,7,8]。図2に示すように、最初から頭部を開頭・進入側に10～15°回

表 役割調整の介入項目とその具体的内容

	同側アプローチ	対側アプローチ
利点	・腫瘍への到達が早い ・付着部が浅いと腫瘍が見えやすい ・切除する腫瘍付着部を目視できる	・病側の皮質を牽引しなくてよい ・付着部で栄養血管を最初に処理できる
欠点	・病側の皮質に牽引を加える ・ACAが最後に見える ・架橋静脈が近いと術野の展開に支障	・健側の皮質に牽引を加える ・初期段階で腫瘍を目視できない ・架橋静脈が近いと術野の展開に支障

旋したセッティングをするか、手術の進行に応じて手術台を回旋することもできる。それぞれの利点・欠点を**表**に示した。また、大脳鎌髄膜腫の手術を考慮した分類とそれぞれに適切なアプローチに関してこれまでいくつかの報告があり、個々の症例で術前計画の参考になる[2-5]。

大脳縦裂間に進入するため、burr holeはSSSの両側に穿ち、SSSを含む3〜6cm×3cmの進入側片側開頭を行う。硬膜は正中側に基部を持つコの字型に切開して翻転する。

3. 顕微鏡下操作

脳神経外科手術に共通することであるが、硬膜内操作開始時点で脳の適度な退縮を得ることが重要である。このため、背板を15°程度挙上して静脈還流を良好に保ち、浸透圧利尿剤の静脈内投与と呼気終末二酸化炭素濃度30〜35 mmHg程度の過換気で脳を退縮させる。それでもまだ大脳縦裂面に圧を感じるときは、大脳皮質表面を顕微鏡下に観察し、比較的開いている脳槽のくも膜を切開することによる髄液排出も有効である。

大脳縦裂に進入する前に近くを走行する架橋静脈は皮質より剥離する。正中線より数mm程度まで剥離可能であることが多い[2]。架橋静脈の裂創はSSS入口部に起こりやすいので、剥離の前にこの部位をオキシセルロースとフィブリン糊で補強するとよい。

腫瘍塊と同側からアプローチする場合、腫瘍塊が見えたら腫瘍と大脳鎌の間に吸引管とバイポーラで切り込み、まずは栄養血管から腫瘍への血流を遮断する（devascularize）。続いて、超音波破砕器など用いて内減圧し（debulk）、腫瘍と接する大脳皮質との剥離面を減圧し（decompress）、分離する（detach）、いわゆる4Dsを適宜組み合わせて腫瘍切除を進める。

腫瘍表面に癒着している血管があるときは、顕微鏡を強拡大にして、2重くも膜を意識しつつ、慎重に剥離する（**図3**）。中間1/3の腫瘍では、前頭葉の牽引によって術後片麻痺のリスクがある。リトラクターをかける時間を区切る、あるいは前述のように進入側に頭部を10〜15°ほど回旋させることで脳の自重によるself-retraction効果により機械的牽引を少なくするなどの工夫が検討される。付着部の大脳鎌は可能であれば数mmから1cmの辺縁を含めて切除する。切除は、メスによる切開とバイポーラ凝固で始めるのが安全であるが、対側の脳が見えるようになったら、先端を曲げたコロラドニードル®も使える。

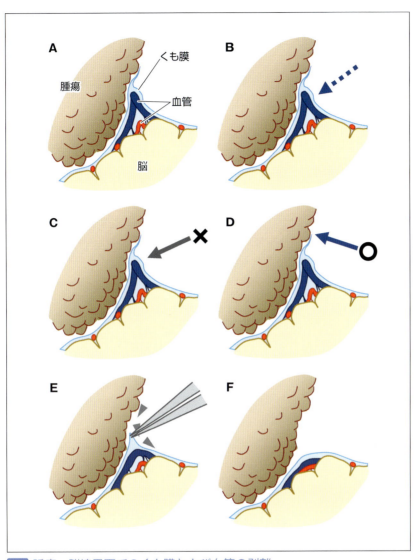

図3 腫瘍-脳境界面でのくも膜および血管の剥離

A：腫瘍と脳の境界面をある程度展開したときの模式図。
B：顕微鏡で見ると、腫瘍表面にしばしば血管が癒着しているように見える（破線矢印）。
C：血管を剥離するために、血管の周辺をハサミで切開すると、くも膜下腔を開放してしまうことになり、またしばしば出血の原因になる。
D：よく観察すると、血管から少し離れた部位まで薄い2重くも膜が伸びているのが見える。
E：2重くも膜の縁をマイクロ鑷子でつまんで脳の方向に短いストロークで引き下げる。
F：くも膜面を保ったまま腫瘍表面に癒着しているように見えた血管まで安全に剥離することができる。

腫瘍塊が小さく、かつ、十分な広さの術野が展開された場合は、腫瘍／大脳鎌間に切り込まず、最初から腫瘍付着部の大脳鎌を腫瘍が付着したまま全周にわたって切断することも可能である。

対側アプローチでは、進入側の対側に腫瘍塊が付着したまま腫瘍付着部の硬膜を最初に切り取り、devascularizeできると

いう利点がある。腫瘍塊を進入側の術野に押し出す力が働くので、無理なく引き出すようにしつつ、前述と同様にdebulking、decompression、detachを行う。同側・対側どちらのアプローチにおいても腫瘍付着部に到達して、最初にdevascularizeすることが定石である。

腫瘍付着部の大脳鎌は基本的に切除することが可能であるため、Simpson Iを目標とするが、血管に強く付着した腫瘍や上矢状静脈洞内に浸潤している腫瘍は、合併症を回避するために無理せず少量残存させ、術後残存腫瘍増大の場合は、定位放射線治療を考慮する。

4. 閉　頭

摘出腔に露出しているACA分枝、特に切断したpial feederの親血管にはパパベリン塩酸塩10倍溶液に2～3分浸して攣縮による脳虚血の予防を行う一手間をかける。硬膜はwater-tightに縫合し、骨弁を戻し、皮膚を層ごとに縫合する。

Tips

大脳鎌からの出血

大脳鎌の前方・中間・後方では静脈発達の程度に相違があり、前方1/3ではSSSあるいはISS（inferior sagittal sinus、下矢状静脈洞）近傍に小径の静脈のみ、中間1/3では全体にわたって中程度の径の静脈あり、後方1/3では径の大きな静脈が密に発達している[9]。より前方の大脳鎌切開では出血が少ないが、後方では出血することを前提として切開を行う。特にサイズの大きな硬膜静脈がないか、indocyanine greenの蛍光標識を使うのも有用である。出血がバイポーラ凝固で止まらないときは、ウエッククリップあるいは酸化セルロース＋フィブリン糊で軽く圧迫する。

Pitfall

腫瘍内部を走行する正常血管

髄膜腫はくも膜外腫瘍であり、摘出操作中にくも膜面さえ維持できていれば、くも膜下腔を走行する正常血管を直接露出することなく手術を進めることができる。しかし少数ではあるが、くも膜面が破壊され、取り込まれたACA分枝が腫瘍内部を走行している例（T2強調像で高信号のやわらかい腫瘍の場合が多い）があるため、術前の血管評価は必須である。そのような例では、前方の術野をやや広く展開できるように開頭をやや大きめに設定し、取り込まれた動脈の中枢側を摘出の早期に捉える。

Pitfall

三叉神経心臓反射

三叉神経心臓反射（trigemino-cardiac reflex：TCR）により術中心停止を来し、術後は全脳虚血により植物状態に至った報告があることを知っておく必要がある[5]。TCRが大脳鎌髄膜腫の手術で起こることは稀であるが、三叉神経第1枝の分布から後方1/3で起こりやすいとされる[10]。手術操作中に徐脈を来した場合は、すぐに手術操作を中断して回復を待つ。

Take home message

1. 架橋静脈を術前に画像診断する。
2. 腫瘍塊と同側アプローチを基本とし、症例によって対側アプローチも考慮する。
3. 腫瘍付着部の位置によって体位と頭位を最適化する。
4. 脳の牽引は可及的に軽く、間欠的に行う。
5. 最深部で腫瘍に付着する、あるいは、腫瘍内を走行するACA分枝を温存する。

参考文献

1) Claus EB, et al: Epidemiology of intracranial meningioma. Neurosurgery 57: 1088-95, 2005
2) Murrone D, et al: Surgical management of falcine meningiomas: Experience of 95 patients. J Clin Neurosci 37: 25-30, 2017
3) Al-Mefty O (ed): Operative atlas of meningiomas, 1st ed. Lippincott-Raven Publishers, Philadelphia New York, 1998
4) Zuo FX, et al: A proposed scheme for the classification and surgical planning of falcine meningioma treatment. J Clin Neurosci 19: 1679-83, 2012
5) Das KK, et al: Falcine Meningiomas: Analysis of the Impact of Radiologic Tumor Extensions and Proposal of a Modified Preoperative Radiologic Classification Scheme. World Neurosurg 104: 248-58, 2017
6) Andrews BT, et al: Microsurgical anatomy of the venous drainage into the superior sagittal sinus. Neurosurgery 24: 514-20, 1989
7) Barajas RF, Jr., et al: Large falcine meningioma fed by callosomarginal branch successfully removed following contralateral interhemispheric approach. J Neurooncol 97: 127-131, 2010
8) Ferroli P, et al: Gravity-aided trans-falcine removal of a contralateral subcortical ependymoma. Acta Neurochir (Wien) 149: 1147-1150, 2007
9) Tatarli N, et al: Falcine venous plexus within the falx cerebri: anatomical and scanning electron microscopic findings and clinical significance. Acta Neurochir (Wien) 155: 2183-9, 2013
10) Bauer DF, et al: The falcine trigeminocardiac reflex: case report and review of the literature. Surg Neurol 63: 143-8, 2005

Ⅱ部−第3章 疾患別の治療

A 腫瘍（大脳鎌髄膜腫、テント髄膜腫をもとに）
3）大脳鎌髄膜腫の外視鏡手術

南福岡脳神経外科病院　矢野 茂敏／平岡 史大／上田 隆太

1. はじめに

　大脳鎌髄膜腫に対する外視鏡手術も基本的には顕微鏡手術と同様の適応であり、腫瘍摘出の考え方や手術操作は顕微鏡手術における考え[1]と同じである。本項では、外視鏡の利点を生かしたいくつかの手術方法について発生部位別に述べる。

2. 発生部位別手術

A）前頭部（前方1/3）髄膜腫（図1）

　体位は仰臥位で頭部正中固定するのは顕微鏡手術と同じである。外視鏡手術は最終的に鏡体の角度で画面を調整できるため、頭位の細かな角度にはこだわりが少ない。摘出に際して術者が最も両手を入れやすい方向で固定して構わない。我々は上体を15°挙上して腫瘍と正対する高さに頭位を固定す

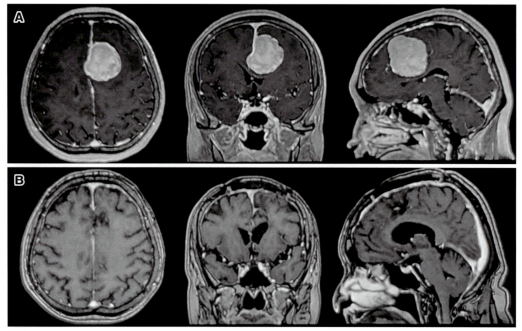

図1　前頭部大脳鎌髄膜腫代表症例の術前・術後MRI
A：術前、B：術後。

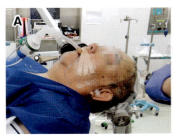
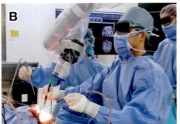
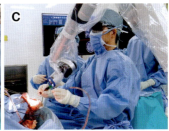

図2 術中写真
A：頭位。vertexは水平に固定。
B：腫瘍摘出中の外視鏡鏡体は下方に向けられている。
C：前頭洞の処置を行っているときの外視鏡鏡体は前方に向いているが、術者の姿勢は変わらない。

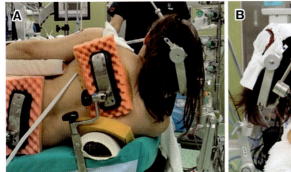
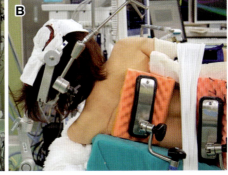

図3 頭頂部大脳鎌髄膜腫の摘出体位（文献2より改変）
A：Contralateral approach（対側アプローチ）。腫瘍と反対側（健側）を下にする側臥位である。写真は左側の髄膜腫例。
B：Ipsilateral approach（同側アプローチ）。腫瘍と同側（患側）を下にする側臥位である。写真は左側の髄膜腫例。

る。正中を越える前頭開頭を行い、顕微鏡手術と同様に大脳半球間裂より腫瘍摘出、大脳鎌切除を行う。下矢状静脈洞は切断により大脳半球の浮腫を来すことがあるのでなるべく温存を心がけている。

開頭に伴って前頭洞が開放されることがあるが、その際の閉鎖のときも外視鏡の鏡体を水平に持っていくことで画面を前頭洞正面にとらえることができ、術者は姿勢を変えずにそのまま粘膜縫合、筋膜挿入、硬膜縫合の操作を続けることが可能である（図2）。

B）頭頂部（中央1/3）髄膜腫

中心溝周囲に発生し、架橋静脈（Bridging vein）が非常に発達していることが多い。顕微鏡手術では、上体を挙上し頭部をできるだけ前屈させた仰臥位や、逆の腹臥位を選択することが多いが、外視鏡の場合は、その特徴を生かした側臥位（あるいはパークベンチ体位）での頭側アプローチが優れている[1]（図3）。すなわち患者の頭位を40°挙上する側臥位とし、進入側の大脳半球を重力により自然牽引させる方法である。こうすると大脳半球に負担をかけずに到達することが可能である。腫瘍が外側に大きく進展している症例や腫瘍周囲の浮腫が強い症例では、腫瘍と反対側の健側を下にすることで重力によりスペースを確保できるContralateral approach

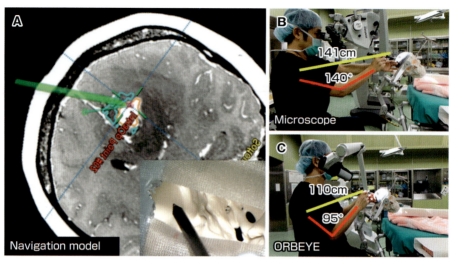

図4 対側アプローチを行う際のNavigation画像と術者の姿勢比較（文献2より改変）
頭位を40°挙上した側臥位。Microscopeでは術野まで遠いため術者は両手を伸ばす必要があるが、ORBEYEでは両手を自然に屈曲させて操作が可能である。

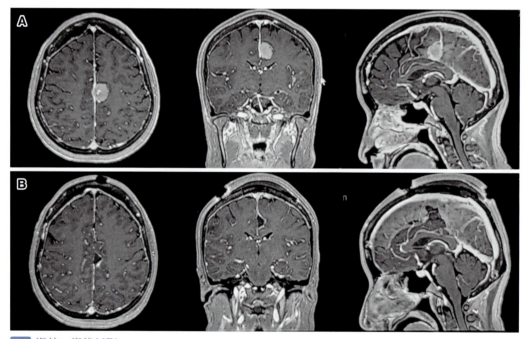

図5 術前・術後MRI
A：術前、B：術後。

（対側アプローチ）を選択する[2]。顕微鏡手術では、術者は両手を伸ばして操作する必要があり身体的な負担が大きいが、外視鏡では鏡体を水平に構えて両手を自然に配置することができるため操作が容易である（図4）。

代表症例を提示する（▶WEB）。運動野に近い部分に発生して増大傾向を示した左大脳鎌髄膜腫である（図5）。腫瘍は大きくなく側方への進展も少なく、同側大脳半球の浮腫も見られなかったためIpsilateral approach

（同側アプローチ）を選択した。腫瘍は後方で運動野に接しており、Bridging veinの隙間が前方にあったためできるだけ前方からの摘出が必要であった。体位は左下パークベンチ位とし、上体を10°upさせ、さらに頭位20°挙上して3点固定、頭部は80°ほどの回旋とした。術者は頭側に立ち、左大脳半球が重力で下垂するようにした。念のために脳べら固定器を装着しておいたが、最後まで必要なかった。

逆U字型の皮膚切開を行い、正中を越える左優位の開頭を行った。上矢状静脈洞からの出血はDuraGen（Integra Japan）で止血した。硬膜をU型に切開して翻転。開頭後は脳の張り出しが見られたが、くも膜を小切開してしばらく髄液を吸引することで脳のtensionを減少させることができた。中心溝付近よりさらに前方でBridging veinを剥離して大脳鎌に沿って腫瘍に至り、硬膜付着部を凝固切断した。超音波破砕吸引器にて腫瘍のdebulkingを行い、可動性を得てから大脳半球面から腫瘍を剥離摘出した。その後、大脳鎌を切除して対側の帯状回に進展していないことを確認して終了した。

> **Column**
>
> 　本症例は、同側でも対側でもどちらでもアプローチ可能と思われたが、顕微鏡手術で慣れている同側アプローチを選択した。対側アプローチの場合には進入サイドの脳がより強く牽引される必要があるため、大脳半球間裂を大きめに開くことが有用と思われる。どちらでも選択できるなら通常は、①Bridging veinの少ないほう、②非優位半球優先を参考にする。

C）後頭部（後方1/3）髄膜腫

　腹臥位で正中固定しての頭側アプローチと、パークベンチ位による後方からのアプローチの2つの選択肢が考えられる。大脳半球の重力牽引を利用する方法であれば、頭頂部と同様のパークベンチ位による後方からのアプローチが有用と思われる。

> **Tips**
>
> 　外視鏡の鏡体を水平方向にセットすると顕微鏡では観察しにくい視野が楽に観察できる。術者は腕を自然に屈曲させて操作ができるので疲れが少ないが、マイクロ操作の補助として手置きを準備しておくとより有用である。

Take home message

1. 大脳鎌髄膜腫に対する外視鏡手術の適応や腫瘍摘出の考え方、手術操作などは、基本的に顕微鏡手術と同じと考えてよい。

2. 腫瘍の部位や進展の有無・程度などによって、適したアプローチ方法が異なる。

3. 症例に適した、かつ外視鏡の利点を生かした手術方法を選択する。

参考文献

1) 岡秀宏ほか：大脳鎌髄膜腫，74-83，（山浦晶ほか編：脳神経外科学大系7：脳腫瘍II．中山書店，東京，2004）
2) Kijima N, et al: Utility of a novel exoscope, ORBEYE, in gravity-assisted brain retraction surgery for midline lesions of the brain. Surgical Neurology International 12: 1-6, 2021
3) 木下学ほか：顕微鏡手術から視鏡下手術へのパラダイムシフト．脳外誌 30: 199-206, 2021

Ⅱ部-第3章 疾患別の治療

A 腫瘍（大脳鎌髄膜腫、テント髄膜腫をもとに）
4）テント髄膜腫の顕微鏡手術

琉球大学大学院医学研究科脳神経外科学講座　浜崎 禎

1. はじめに

　小脳テント髄膜腫は髄膜腫全体の3～6%と少ないが[1,2]、わが国における発生頻度はそれよりやや高い（9～20%）とする報告がある[3]。半数以上がテント下に発生し[2]、腫瘍周辺には重要な脳神経や血管が走行していること、狭いsurgical corridorで術野を展開せざるを得ないことなどの理由から、安全に摘出するには、特に綿密な術前プランニング、術中モニタリング、また一つ一つの手術操作を適切な順序で行うことが重要である。本項では、後頭蓋窩テント髄膜腫に対して主に用いられる外側後頭下アプローチでの顕微鏡手術に関して解説する。

2. 体位、頭位、セッティング

　適切な体位、頭位、手元のセッティングは、手術の成否を決める重要項目である。患者の身体に負担がかからず、かつ、術者自身の身体、特に上肢の肢位をマイクロ操作に最適化することが重要である。特に外側後頭下アプローチのセッティングは、手術室で見ることでしか学べない点が多い。
　体位は側臥位とする。静脈圧を下げる目的で背板を15°ほど挙上する。患者の身体はベッドの中央に置くのではなく、術者が座る側の縁に可及的に寄せる。こうすることで術者と術野の距離が近くなり、術者は肘関節を自然に屈曲し、肩を落とし、腋がより閉まった姿勢となり、手に持ったマイクロの器械を無理なく動かすことができる。同様の理由で、患者の体幹をprone方向に倒さずベッド面になるべく垂直に立てたほうが、術者－術野間の距離は近くなる。術野とほぼ同じ高さに両手の小指球をのせるためのバーやフレームを設置する。
　頭位は、vetrex-down、chin-down、face-downとする（図1）。Vertex-downにより、頭側正中に向かってつり上がっている小脳テントの腫瘍付着面をより無理のない視軸で見ることができ、chin-downにより、視軸に直交する横長の術野をつくることができ、また、face-downにより錐体骨面を見る視軸に無理がなくなる（図1）。摘出操作中に顕微鏡の視軸に無理がある場合は、手術台のローテーションで微調整を行う。メイフィールド（欧和通商）を用いた3点固定の場合、非手術側のMastoidとInionに2点ピンを入れると、ちょうど手術側の1点ピンが冠状縫合付近になる。
　器械出しナースの立ち位置や糸付き綿片の置き場所は重要である。例えば右利きの術者

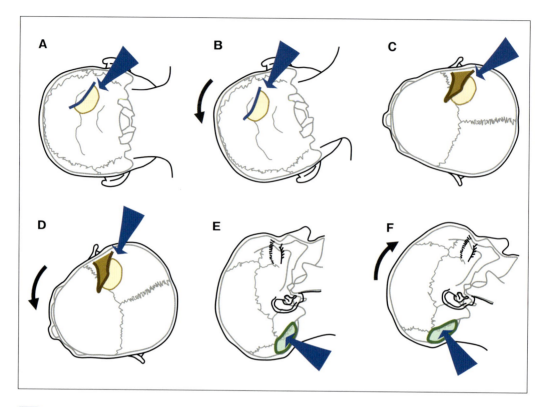

図1 頭位

A、B：Vertex-downしたときの腫瘍（黄色）が付着する小脳テント（青線）の角度の変化。中間位（A）よりvertex-down（B）した場合に、視軸（青矢印）に無理がない。

C、D：Face-downしたときの腫瘍（黄色）および錐体骨面（茶色）の角度の変化。中間位（C）よりface-down（D）した場合に、視軸（青矢印）に無理がない。

E、F：Chin-downしたときの術野となる骨窓（緑色）の角度の変化。中間位（E）よりchin-down（F）した場合に、視軸（青矢印）に対して横長の術野となり、両手に持った器械の操作性がよい。

の場合、左手に持った吸引管を術野に入れたまま、顕微鏡の接眼レンズから目を少し右側に外して右手の鑷子で糸付き綿片などを取る、という動作を摘出術の間に数十回以上繰り返すことになるので、右下、左下側臥位どちらの場合も、直介ナースの立ち位置および綿片などの置き場所を、いずれも右手の近くに置くようにセッティングする。顕微鏡、バイポーラ、CUSA（Integra Japan）、ハイスピードドリルのフットスイッチは、全て術者が操作できるように足元を整理する。

3. 皮切および開頭

筆者らは、皮切を耳介に開いたC字型としている。外側後頭下筋群の筋腹を切断せず後頭骨外側面を露出できる、皮弁を術者と反対側に翻転することで手前の土手が低くなり、術野をわずかながら浅くすることができる、の利点がある。横静脈洞－S状静脈洞の走行とAsterionの位置関係には最大2.5～3.0cmの個人差が存在するため[4]、術前CTに基づいてマッピングを行うと安全である。

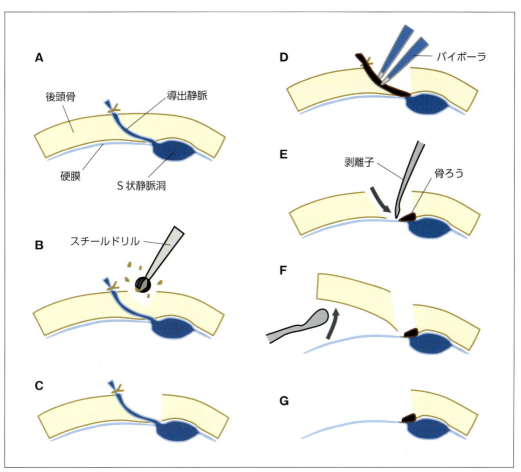

図2 大きな導出静脈の処理
A：S状静脈洞から流出する導出静脈が後頭骨を斜めに貫通している。
B：頭蓋骨表面に露出した導出静脈とS状静脈洞の間の骨を6mmスチールドリルで削開。
C：導出静脈が露出。
D：導出静脈を凝固焼灼。
E：凝固された導出静脈をS状静脈洞の方向に向かって剥離子で剥がし、骨ろうで固める。
F：遊離骨弁をエレバトリウムで持ち上げる。
G：開頭終了。

開頭は腫瘍の形態やサイズに応じて多少変えるが、横静脈洞－S状静脈洞の縁まで開ける。開頭時の静脈洞損傷の回避には乳突導出静脈の適切な処理が重要となる。特に高齢者で頭蓋骨内板と硬膜の癒着が強い症例では、S状静脈洞にごく近い位置で導出静脈を横断して骨切りすると、静脈洞壁に容易に裂創を生じ出血の原因となる。術前CTで比較的太い導出静脈がある場合には、**図2**のような手順で処理を行うと安全である（Tips「No-burr hole craniotomy」参照、▶WEB）。

4. 顕微鏡下の操作

顕微鏡を導入し硬膜内に進入する。腫瘍摘出を始める前に、まず腫瘍表面を可及的に露出するための前処理を行う。外側延髄槽に進

> ### Tips
>
> **No-burr hole craniotomy**
> 　静脈洞損傷のリスク低減に役立つと考えている、burr holeを打たない開頭法を紹介する。本法では、設定した開頭の骨切り線に6mmのスチールドリルで溝を掘る。6mmのスチールドリルは、より直径の小さなドリルと比較して先端が平たいため硬膜や静脈洞を損傷する可能性が低い。骨髄、頭蓋骨内板と骨削開が進むと硬膜面が透けて見えるいわゆる「egg-shell」の状態に安全に持ち込むことができる。この状態になると、エレバトリウムで容易に遊離骨弁を上げることができる（▶WEB）。削開溝の直下が静脈洞に多少かかっていたとしても静脈洞壁に損傷が生じることはほとんどない。

入しくも膜切開を行うと、髄液が排出されて小脳が退縮する。また外側延髄槽を正中方向に向かって十分な長さでくも膜切開を行うことで小脳が可動的になる。小脳が頭側方向に可動的になることで、尾側から頭側を見上げるような術野を作ることができ、また、腫瘍尾側を走行するⅧ-Ⅶ神経束を視認しやすくなる。

　腫瘍表面の二重くも膜を小脳側に向かって、マイクロ鑷子でつまんで引き下げていくと、腫瘍表面が広く露出するようになる。この後に小脳テント−腫瘍間の栄養動脈および腫瘍付着部を凝固切断しつつ進入し（Devascularize）、超音波破砕器など用いて内減圧し（Debulk）、腫瘍と小脳の剥離面を減圧し（Decompress）、小脳、脳幹、および脳神経から分離する（Detach）の4Dsを適宜組み合わせながら、腫瘍を発生母地で

ある小脳テントの方向に小さくしていくように腫瘍摘出を進める。小脳や脳幹との境界面では、髄膜腫がExtra-arachnoid tumorであることを常に頭におく。

　腫瘍表面に癒着しているが正常還流に属していると思われる血管（特にVein of cerebello-pontine fissureなどの太い静脈）にしばしば出くわす。この場合血管を直接触るのではなく、顕微鏡を強拡大にして、マイクロ鑷子で血管から少し離れた部位で腫瘍表面のくも膜をつまんで血管ごと小脳側に向かって引き下げるようにして剥離面を作っていくとうまくいくことが多い（**Ⅱ部第3章A-2・図3**参照）。剥離面には、綿球を挿入しておくと剥離面の維持と止血に役立つ[5]。ベンシーツなどの綿片を長時間置くと血液を吸って凝固・癒着するため、最小限にとどめるほうがよい。

　Ⅶ-Ⅷ complexは腫瘍の尾側に、Ⅵ神経は腹側に、Ⅴ神経は腹側に彎曲して走行していることが多い。Ⅳ神経はテント縁に沿って走行している。腫瘍のサイズが大きい場合、術前の画像診断で全ての脳神経を描出することは困難である。また、腫瘍の性状が柔らかいと、腫瘍内部に脳神経や血管が取り込まれていることがある。神経束や血管を腫瘍内で安全に視認するには、術野をblood-lessの状態に保つことが重要である。腫瘍の発生母地と各脳神経の正常解剖に基づいて、術前に頭の中で3次元的にイメージしておくとよい。血管走行の描出には、MRA元画像やCT angiographyが役に立つ。GRID（Kompath）やiPlan（ブレインラボ）など近年発達した手術シミュレーションを用いることも有効である。

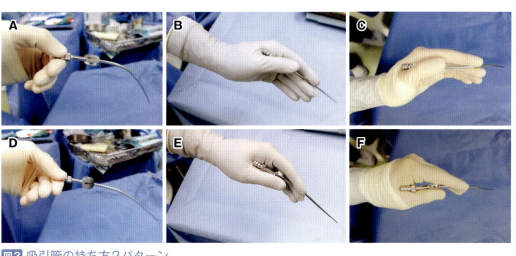

図3 吸引管の持ち方2パターン
A～C：吸引管の穴が上向きの持ち方。前腕は外旋、手関節は背屈している。
D～F：吸引管の穴が横向きの持ち方。前腕も手関節もより中間位に近く、深部での繊細な操作に有利である。

Tips

吸引管の握り方

　右利き術者の場合、左手に持った吸引管は、術野の展開、血液の吸引、腫瘍の剥離や牽引などその役割は重要である。左前腕外旋・手関節背屈で吸引管の穴を上向きに持ったポジションと、左前腕と手関節がどちらも中間位に近い状態で吸引管の穴を横向きに持ったポジションでは、微妙な違いではあるが、後者のほうが深部における吸引管先端の自由度と操作性がよい（図3）。

Column

脳べらは必要か？

　筆者は、腫瘍－小脳・脳幹剥離操作の場面で必要な小脳の牽引に脳べらを用いていない。右手の器械を動かしているときは、左手吸引管のシャフト部分で、逆に、左手の吸引管を動かす場面では、右手バイポーラなどの器械のシャフトで、小脳を軽く押さえることで深部の術野を展開する。ここで、動かしている器械が小脳表面に繰り返し当たり続けると小脳腫脹の原因になるので注意する。小脳牽引を最小限にしつつ適切に剥離面を展開するには、手術台をface-upの方向にローテーションする、鏡筒が術野に近づきすぎないように術者の椅子を高くする（あるいは手術台を低くする）、顕微鏡の角度をより真下向きにする、の手順で、重力を利用しつつ術野を最適化する。

5. 閉　頭

　顕微鏡操作中に硬膜を湿潤した状態に保つと硬膜の縮みが少なく、補填なしで縫合することができる。硬膜が縮んだ場合は、上項線より頭側の自家腱膜や人工硬膜による補填を行った上でwater-tightに硬膜閉鎖を行う。

開放した乳突蜂巣には筋肉片を詰め込みフィブリン糊で固めるなどの閉鎖処理を行う。遊離骨弁をチタンプレートなどで固定し、筋層

および皮膚は層ごとに縫合する。最後に、顔面に設置した針電極を抜いたあとは圧迫止血をするなど、審美的配慮も行う。

> **Take home message**
>
> 1. 体位・頭位・セッティングの最適化が手術の目標達成を可能にする。
> 2. 静脈洞走行の個人差や導出静脈の処理に気を遣い、安全な開頭を行う。
> 3. 4Dsを状況判断により適切に組み合わせて、効率的に腫瘍摘出を進める。
> 4. 術野をblood-lessの状態に保つ止血のテクニックに習熟する。
> 5. 腫瘍と小脳の境界面では、くも膜面の存在を常に意識する。

参考文献

1) Guidetti B, et al: Tentorial meningiomas: surgical experience with 61 cases and long-term results. J Neurosurg 69: 183-7, 1988
2) Colli BO, et al: Tentorial meningiomas: follow-up review. Neurosurg Rev 31: 421-30, 2008
3) 福島武雄ほか：テント及びテント近傍髄膜腫の臨床病理学的検討. No Shinkei Geka 19: 517-24, 1991
4) Hamasaki T, et al: A 3-dimensional computed tomographic procedure for planning retrosigmoid craniotomy. Neurosurgery 64: 241-5, 2009
5) 河野道宏：聴神経腫瘍・小脳橋角部腫瘍の手術とマネージメント. 中外医学社，東京，2021, pp40-51

Ⅱ部-第3章 疾患別の治療

A 腫瘍（大脳鎌髄膜腫、テント髄膜腫をもとに）
5）テント髄膜腫の外視鏡手術

南福岡脳神経外科病院　矢野 茂敏／平岡 史大／上田 隆太

1. 発生部位と手術アプローチ

小脳テント髄膜腫の発生部位は大きく、①テント切痕部（Incisural）、②テント外側部（Lateral）、③テント中間部（Intermediate）、④テント後部（Torcular）、⑤大脳鎌テント移行部（Falcotentorial）に分類される[1]（図1）。Bassiouniら[2]の報告によれば、106例の手術中、最も多かったのがテント外側部髄膜腫（46.2％）であり、次いでテント切痕部（23.6％）、以下大脳鎌小脳テント移行部（14.2％）、テント中間部（12.3％）、テント後部（3.8％）であった。

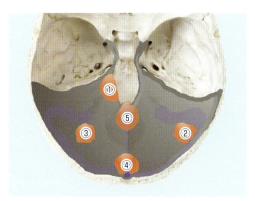

①Incisural meningioma
②Lateral tentorial meningioma
③Intermediate meningioma
④Torcular meningioma
⑤Falcotentorial meningioma

図1 小脳テント髄膜腫の発生部位分類

発生部位と腫瘍が主にテント上に進展しているのか、テント下に進展しているのか、あるいは両方向に進展しているのかにより様々なアプローチが提唱されている（表）。これらアプローチの特徴や腫瘍摘出の注意点はこれまでに多くの報告があり[3]、それは外視鏡手術においても同様である。本項では、主なアプローチにおける外視鏡手術ならではのポイントをまとめる。

2. 各アプローチにおける外視鏡手術のポイント

A）外側後頭下到達法（Lateral sub-occipital approach）

最も頻度が高いLateral typeとIncisural typeの小型のものに用いる。

基本的には前項で述べられた顕微鏡手術のポイントと同様である。ただ外視鏡は鏡体の位置を自由にセットでき、術者の体勢を変えずに手術が続行できる利点があるので、頭位の位置や角度にはさほど細かな制限はない。頭位を90°回旋しVertexをやや下垂させるならばパークベンチ体位でも側臥位でも半側臥位でも同じである。

外視鏡手術で特徴的なのは仰臥位で頭位を挙上（vertex-up）させて重力で小脳を下垂

表 小脳テント髄膜腫における発生部位と進展別の手術アプローチ

Tumor Location	Tumor Extension	Surgical Approach
Incisural	Infratentorial	Retrosigmoid, Infratentorial supracerebellar
	Supratentorial	Subtemporal
	Suprainfratentorial	Transpetrosal
Lateral	Infratentorial	Retrosigmoid
	Supratentorial	Subtemporal
	Suprainfratentorial	Combined retrosigmoid and subtemporal
Intermediate	Infratentorial	Infratentorial supracerebellar
Torcular	Infratentorial	Infratentorial supracerebellar
	Suprainfratentorial	Occipital, Suboccipital
Falcotentorial	Infratentorial	Infratentorial supracerebellar
	Supratentorial	Occipital transtentorial
	Suprainfratentorial	Occipital transtentorial

させる体位[4]がとれることである。顕微鏡手術では両手を伸ばして手術するところであるが、外視鏡では楽な姿勢をとることができる。ただしこの体位の場合、髄液が排出されやすく脳神経に過度な伸展や乾燥が加わる恐れがあるため、開頭範囲を大きくしすぎないなどの注意が必要である。

症例1は、小さいながらも顔面のしびれと複視を呈した左テント切痕髄膜腫の下方進展例である（図2、▶WEB①）。我々は通常のパークベンチ体位でVertexを5°ほどupして固定している。超音波破砕吸引器で内減圧を行いながら周囲構造物からの剥離と切離を行う。

B）側頭下到達法（Subtemporal approach）

Lateral typeの中頭蓋窩進展とIncisural typeのテント上進展のものに用いる。症例2は顔面のしびれを来した右Incisural typeの症例である。テント上部が主であるがテント下にも一部進展している（図3、▶WEB②）。顕微鏡手術と同様に腰椎ドレナージを行い仰臥位でvertex-downの体位をとる。外視鏡の視軸は前方（患者の尾側）より自由な角度で入れることができるが、側頭葉の牽引をできるだけ少なくして観察できるよう側頭骨を可能な限り尾側まで削ることがポイントである。側頭葉下面の腫瘍を摘出したらテントを切開して脳幹側の腫瘍も摘出する。摘出後は内視鏡を挿入してテントの影に隠れた滑車神経や血管の温存を確認している。

Tips

マイクロ操作は顕微鏡手術と同じであるが、三叉神経から剥離する視野→動眼神経から剥離する視野→摘出後に後床突起の頭側を観察する視野と動くにつれ、外視鏡の視軸は徐々に頭側を見上げるようにセットしていく。テント上にも進展しているIncisural typeのものでは顕微鏡手術と同様に後頭蓋窩側から術野でテントを切開してテント上進展部分を摘出するが、その際の視軸の変更も外視鏡では容易である。

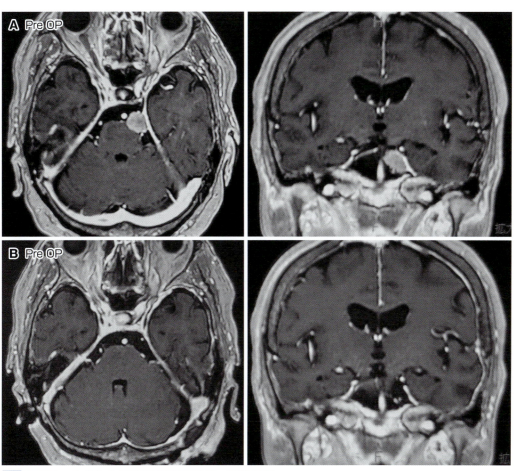

図2 症例1：左テント切痕髄膜腫の術前、術後MRI
A：術前Gd-MRI、B：術後Gd-MRI。
腫瘍はテント切痕からテント下に進展しており、Lateral suboccipital approachにて全摘出された。

Tips

外視鏡手術の場合、顕微鏡のような大きな構造物が正面にないので、術野周囲のワーキングスペースが広い。外側から適宜ナビゲーションや内視鏡を挿入することが容易であり、内視鏡併用により死角をなくした摘出率の向上や合併症の減少を目指すことができる[4]。

C) Combined subtemporal and retrosigmoid approach

Lateral typeやIncisural typeのテント上下進展の腫瘍に対して用いる。症例3は後頭蓋窩と中頭蓋窩にわたって進展した例である（図4）。体位はsupine-lateralを採用した。皮膚切開は大きくC型におき、それぞれ側頭骨と後頭骨を開頭する。外視鏡を用いた場合のやりやすさを最も感じるのがこの

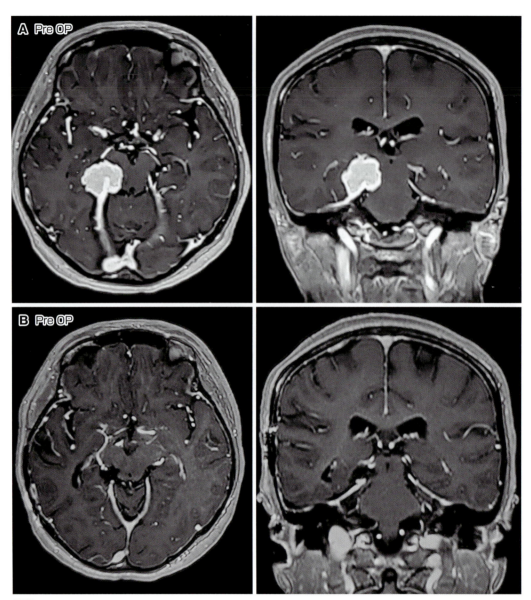

図3 症例2：右テント切痕髄膜腫の術前、術後MRI
A：術前Gd-MRI、B：術後Gd-MRI。
腫瘍はテント切痕を中心に主にテント上に進展しており、Subtemporal approachにて全摘出された。

Combined approachであろう。アプローチごとに視軸の方向が90°変わっても術者は自由に移動でき、常に術野に正対して操作できる点が特徴である。この場合、外視鏡の鏡体および本体そのものも自由に動かすが、術者の顔があまり斜めに向かないようにモニターを移動させるか、直角に配置した3Dサブモニターを近づけて利用する。天井懸架のモニターがあればより有用と思われる。図5は頭側アプローチと側方アプローチを行う際、移動した術者がそれぞれメインモニターとサブモニターを見ながら手術をする場合の配置を示している。

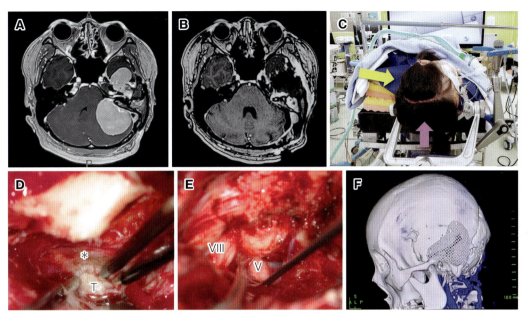

図4 症例3：後頭蓋窩と中頭蓋窩に進展した再発症例
A：術前Gd-MRI。後頭蓋窩と中頭蓋窩に腫瘍が確認される。
B：術後Gd-MRI。中頭蓋窩の硬膜表面に一部腫瘍の残存を認めるも大部分は摘出されている。
C：術中の体位。仰臥位で左肩下にクッションを置き、頭部を右に90°度回旋させた（Supine-lateral position）。ピンクの矢印は頭側からのSubtemporal approachの方向を、黄色の矢印は側方からのLateral suboccipital approachの方向を示す。
D：Subtemporal approachにて摘出中の術中写真。腫瘍（T）と中頭蓋窩硬膜（＊）が示されている。
E：Lateral suboccipital approachにて摘出後の術中写真。腫瘍は全摘出され、聴神経（VIII）と三叉神経（V）が確認されている。
F：術後の3DCT。側頭骨と後頭骨が開頭されている。

Tips

あらかじめメインモニターを図5のNavigation systemの位置に設置しておけば、術者は助手などのスタッフと同じメインモニターを見ながら手術も可能である。その際には術者は手の方向と視線が同一直線上にない状態での操作を強いられるが、慣れていけば苦痛なく可能である。Posterior transpetrosal approachでも同様である。骨の削除に関しては顕微鏡手術と全く同様であり肉眼で行う術者もみられる。ただ外視鏡モニターは全員に共通であり、助手は複数で同じ画面を共有できるため、モニターを見ながらいつでも術野に手を入れることができる点が特徴である。頭蓋内操作は外視鏡鏡体を自由に動かして上記と同様に摘出を行う。

D）後頭部経テント到達法（Occipital transtentorial approach）

Falcotentorial typeやIntermediate typeに用いる。顕微鏡手術では視軸の確保のために体位に気をつかうが、外視鏡手術ではパークベンチ体位で体軸を前方に5°ほど倒してVertexを5～10°ほどupさせるか、

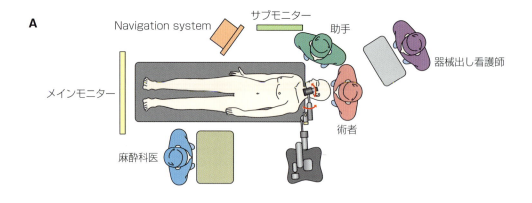

図5 アプローチ変更に伴うセッティングの変更例
患者は仰臥位で頭部を右に回旋させた体位とし、術者が頭側から側方へ移動しながら行う手術。
A：術者が患者の頭側からアプローチする場合のセッティング例。主にメインモニターを見ながら手術を行う。
B：術者が患者の左後頭部側に回り、後頭蓋窩のアプローチを行う場合のセッティング例。術者は視野正面にセットしたサブモニターを見ながら行う。助手や器械出し看護師も同時に移動可能である。

両側アプローチの場合には腹臥位で上体を10°upさせ、頭位を術者側に軽度回旋させる体位とする。

症例4は小型のFalcotentorial meningiomaの摘出例である（図6、▶WEB③）。右下パークベンチ体位としVertexをややupさせ、顔面は下方に回旋させて固定した。術中にベッドを左右に5°ずつ回旋できる準備をしておく。腰椎ドレナージは併用する。重力でアプローチ側の後頭葉が下垂できるように意識することが重要である。開頭の位置はアプローチする側によるが、顕微鏡手術と同様に①横静脈洞の発達していない側、②架橋静脈の少ない側、を優先する。体位は顕微鏡手術と同様に、開頭、硬膜切開、テント切開を行う。くも膜下腔の髄液をしばらく吸引していると脳の退縮が得られる。右後頭葉が十分に下垂するようになった時点で腫瘍の内減圧、周囲からの剝離、切断を行い摘出する。術中のインドシアニングリーン（ICG）投与後の観察により静脈洞の開存を確認することも有用である（図6E、F）。

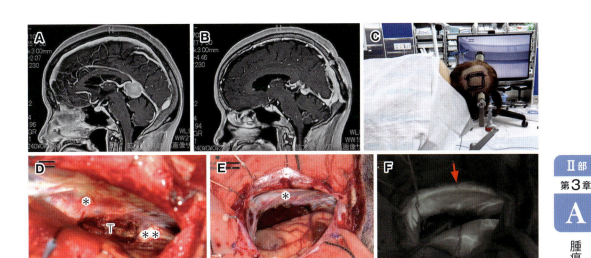

図6 症例4：大脳鎌小脳テント髄膜腫

A：術前 Gd-MRI。
B：術後 Gd-MRI。
C：術中の患者体位。右下パークベンチ体位とし、頭部をやや前方に回旋、Vertex はやや挙上している。矢状線、皮膚切開、開頭範囲を頭皮に図示している。
D：腫瘍摘出中の術中写真。腫瘍（T）は内減圧され、大脳鎌（＊）と脳梁膨大部の一部（＊＊）が観察されている。
E：別症例の腫瘍摘出後の術中写真。大脳鎌（＊）を示す。
F：Eと同一症例における術中ICG投与後の画像。上矢状静脈洞（矢印）が描出されている。

Take home message

1. テント髄膜腫は、発生部位と腫瘍の進展方向などによりアプローチが異なる。
2. それぞれに適した体位や頭位の位置や角度、開頭の位置を選択する。
3. 術者や助手およびモニター（サブモニター）の位置を工夫し、効率よく手術を行う。

参考文献

1) Yasargil MG: Microneurosurgery. Vol 4B: Meningiomas. Georg Thieme Verlag, Stuttgart, 1996, pp134-65
2) Bassiouni H, et al: Tentorial Meningiomas, 168-86,（Al-Mefty's Meningiomas Second edition. Thieme Medical Publishers, New York, 2011）
3) 大西丘倫：小脳テント髄膜腫，107-19,（山浦晶ほか編：脳神経外科学大系7：脳腫瘍II．中山書店，東京，2004）
4) Shimizu T, et al: Retrosigmoid Approach in the Supine Position Using ORBEYE: A Consecutive Series of 14 Cases. Neurol Med Chir（Tokyo）61: 55–61, 2021
5) Yano S, et al: Usefulness of endoscope-assisted surgery under exoscopic view in skull base surgery: A technical note. Surgical Neurology International 13: 1-6, 2022

Ⅱ部-第3章 疾患別の治療

B 血管障害
1）序論：血管障害における外視鏡手術

東北大学大学院医工学研究科神経再建医工学分野／同 医学系研究科神経病態制御学分野　**新妻 邦泰**

1. はじめに

　脳血管障害手術の長い歴史の中で、顕微鏡を用いた手術は外科治療のスタンダードとして確立し、血管内治療の登場によって低侵襲性が一層追求されるようになった。内視鏡の普及・成熟等を経て、現在では外視鏡への移行という新たな変革を迎えている。この外視鏡はどのような形で普及・発展していくのだろうか。

　本項では、ハイプサイクルに当てはめて考察する。他項で外視鏡の利点は数多く議論されているので、あえてその点については触れない。

2. 新規技術が世に普及するまでたどる道筋：ハイプサイクル

　1995年にガートナー社によって提唱されたハイプサイクルは、特定の技術や製品がどのように市場や人々の注目を集め、普及し、成熟していくかを視覚化したモデルである。X軸が時間で、Y軸が技術の期待値やその価値の認知度を示す。このモデルは、2つの異なる曲線を統合することで形成される（**図1**）[1]。

1つ目の曲線（紺色）は人間中心のもので、技術に対する市場や社会の期待度や関心の高さをハイプ（一時的な過熱した関心や期待）の曲線で示す。2つ目の曲線（緑色）は古典的な技術のS字状のカーブであり、技術の成熟度を描くものである[1,2]。

　ハイプサイクルの前半を構成する最初の鐘型の大きなカーブは、主に新技術の導入に対する突然の過剰に肯定的かつ非合理的な反応に基づいている。新奇性への魅力（および共有への愛着）、社会的伝染などから新技術の可能性が過剰に楽観視され、組織の意思決定者がトレンドに追随する場合もある。しかしながら、通常は新技術への熱狂の急激なピークは、失望を伴う初期結果によって急速に減退し、谷へと崩壊することが多い。

　ハイプサイクルの後半を構成するS字状のカーブは、技術的成熟度に基づいている。技術的成熟度は初期段階ではゆっくりと発展し、その基本が十分に理解されていないため、パイロットプロジェクトや初期採用への投資が、わずかな性能向上にしかつながらない可能性がある。それにもかかわらず、ある転換点に達すると技術性能は飛躍的に向上し、物理的な限界やコストの制約による上限で定義されるプラトーに到達する。結果としてハイプサイクルは**図2**のように表され、**表**の5つの段階に分けられる。

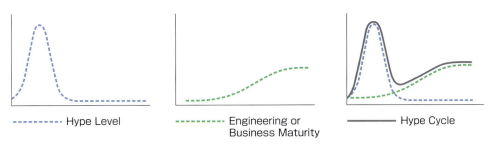

図1 ハイプサイクルを構成する2つの曲線（文献1より作成）

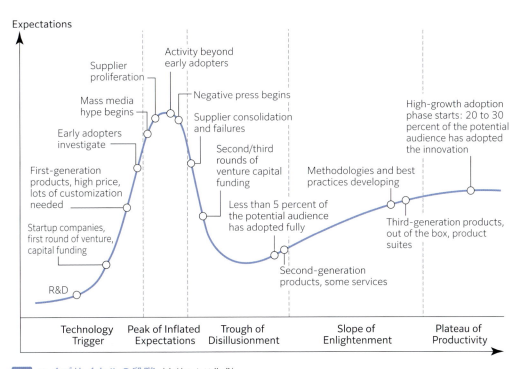

図2 ハイプサイクルの段階（文献1より作成）

表 ハイプサイクルの5段階

1	技術のトリガー (Technology Trigger)	新しい技術が登場し、初期の概念実証やメディアの注目を集める段階
2	過度な期待のピーク (Peak of Inflated Expectations)	技術への期待が最高潮に達し、現実以上の効果が期待される段階
3	幻滅の谷 (Trough of Disillusionment)	技術の限界や問題点が明らかになり、期待が低下する段階
4	啓発の坂 (Slope of Enlightenment)	実際の効果や有用性が理解され始め、技術が改善される段階
5	生産性の高原 (Plateau of Productivity)	技術が成熟し、広く普及する段階

3. 外視鏡のハイプサイクル上の位置づけ

さて、脳神経外科領域の外視鏡はハイプサイクルのどの段階に位置するのだろうか。おそらく、「技術のトリガー」の時期は外視鏡が市場に投入され、学会などで紹介された頃であり、「この手術も外視鏡でできました」というような発表も多くなされていた。「過度な期待のピーク」や「幻滅の谷」はそれほど大きなピークではなかったように思われるが、外視鏡特有のタイムラグや色再現性の問題、3D非対応や白とび（後述）の問題など、欠点となる事項も多く指摘され、顕微鏡のほうを好む術者も多かったのだろう。

現在は「啓発の坂」の段階にいると考えられる。外視鏡自体やユーザー側の進歩が転換点を越え、技術的成熟度の上昇が加速化している段階である。外視鏡特有の体位を用いた手術法の普及や、外視鏡手術の臨床データや報告の蓄積からも、外視鏡の普及が加速する段階だと考えられる。このハイプサイクルの観点からみても、まだ外視鏡を導入していない方々は、今まさに導入すべき段階なのではなかろうか？

最後に、「生産性の高原」のレベルは、ほぼすべての施設に外視鏡が導入され、脳神経外科の教育プログラムにも組み込まれる状態なのであろう。

4. 脳血管障害手術における外視鏡

ハイプサイクルの観点から外視鏡の現在位置を考え、今後は外視鏡が普及していくことを述べたが、脳血管障害手術は外視鏡導入のハードルが相対的に高い分野であると考えられる。緊急手術も多く、瞬発力も要求されがちな脳血管障害手術において、外視鏡固有の若干のタイムラグが許容できないという術者も多い。また、出血性脳卒中も多い中で、外視鏡の色再現性の問題から、特に赤色の表現力で問題が生じやすいように思われる。顕微鏡では容易に認識できる出血部位や微細な違いが認識しにくいこともある。これらの問題点は、特に血管障害手術では問題になりやすいが、技術革新で克服し得るのだろうか。

5. 外視鏡の映像機構

まず、外視鏡の映像がどのようにして得られるのかを記載する。生の光をレンズやプリズムなどで直接網膜に運ぶ顕微鏡と異なり、外視鏡ではCCD（Charge Coupled Device）やCMOS（Complementary Metal Oxide Semiconductor）センサーを通してデジタル化された画像を扱う。デジタル化は連続的な信号を一定の間隔でサンプリングして、それを定められた大きさのデータに当てはめる（デジタル画像で汎用されるsRGBというカラースペースであれば、赤、緑、青それぞれ256階調、$256^3 = 1,677万7,216$色を表現できる。このプロセスを量子化と呼ぶ）ため、必然として色は「真の色」に近い近似値で表現されることになり、また、時間的な情報もサンプリング間隔よりも細かいものは失われる。そこから得られた画像を調整してから画面に描出するため、そのタイムラグも生じる。

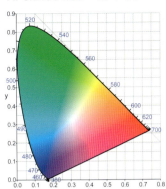
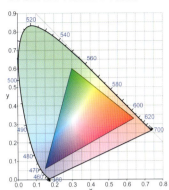
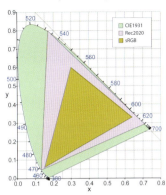

図3 色の表現力の比較
A：CIE1931カラースペースは、人間が知覚するすべての色を色座標系（x, y）で表現したものである。
B：sRGBカラースペースが三角形の内側である。CIE1931と比較してsRGBが表現できる範囲が小さいことがわかる。
C：より広い範囲の色を表現できるカラースペースの1例として、Rec2020の表現範囲も図示した。

　さらに、sRGBというカラースペースは、そもそも人間の眼が感じられる色の範囲（CIE1931カラースペース、図3A）よりも狭い範囲の色しか表現できない（図3B）。青や緑であれば、術野で問題になることは少ないが、赤の表現力に限界があり、濃い赤がつぶれてしまうことは術野の画像としては大きな問題となり得る。外視鏡のセンサーや画像表示機器の対応も必要だがカラースペースを広げたり、（データ量は膨大になるが）サンプリング間隔を小さくしたりすることで失われる情報を小さくできるが、性能と価格のバランス等も重要になるだろう。

　白とびは、CCDやCMOSセンサーの明暗に対する感度、いわゆるダイナミックレンジが狭いことに起因する。外視鏡は明るい光を用いることが利点でもあるのだが、強い光が術野に当たるとセンサーが光量を処理しきれず、白色が飽和してほぼ真っ白な画像になってしまい、詳細な構造が見えなくなる。手術顕微鏡であれば、瞳孔や網膜レベル、あるいは神経回路での調節によって適切に処理され問題なく認識できるわけであるが、外視鏡の場合には、光源の強さや露出を下げるなどの調整をして、センサーが受容する光の量自体をコントロールしなければならない。これが自動で調節されればよいのだが、現状では、術者が快適に作業を進められるようなレベルでは実装されていないと思われる。

6. 外視鏡の未来

　これらは、外視鏡というよりはデジタル画像全般の問題ではあるが、それに基づく技術である以上、完全な克服は難しい。ただし、技術の革新によりその不利益は今後小さくなっていくだろう。

　まず、より高ダイナミックレンジのセンサーが実装されれば、再現性が高く、明暗差が大きい場面でも鮮明な映像が得られる可能性がある。sRGBではなく、より広いカラースペースを扱えるセンサーや表示機器が導入されれば色の表現力の問題も改善するだろう

（図3C）。また、人工知能を用いたリアルタイム画像補正技術の進歩により、色調や光量のバランスを即座に最適化するようなこともできるようになるだろう。コンピュータや通信技術の高度化で、データ処理は高速化し、大きなデータでも用いることが可能となり、リアルタイム処理をしても、最小限のタイムラグに抑えられる可能性がある。さらには、光源やディスプレイ側でも色再現性の問題に対処できるだろう（個人的にはコンタクトレンズ型ディスプレイ等が実装され、機器配置のわずらわしさからも解放されるのではないかと妄想している）。

当院のある術者が述べたことであるが、「外視鏡を使うと、術野全体が見えすぎていてどうしたらよいかわからなくなったり、疲れたりすることがある」ということだった。一般的には、術野全体がよく見えることは外視鏡の利点なので、ハッとさせられた。人間は、集中して行うこと以外のものにフィルタをかける能力があるが、それを行うのにもある程度の集中力を要するらしい。術者の集中力にまで考えを及ばせると、見えるはずの周囲の映像を省くような逆の発想も、場合によっては有用なのかもしれない（完全な私見だが）。

7. おわりに

新しい技術の普及には物理的な課題だけでなく、心理的・社会的な障壁が存在する。顕微鏡手術に長年慣れ親しんだ術者にとって、外視鏡は未知のツールであり、その使用には心理的な抵抗感が伴うことがある。従来の方法に対する信頼感や、経験から培われた操作感覚への依存が、新技術の導入を遅らせる。そのため、少し使ってみて、やはり顕微鏡のほうがよい、ということで導入を躊躇してしまうことも多いだろう。

しかし、医療者は制約や困難に柔軟に対応する能力を持つ職業人でもある。環境に応じて創意工夫を重ねる中で、新しい技術にも徐々に適応していくことが可能である。私たちの周りには、制約を抱える機器が多数存在するが、それを受け入れながら我々は問題なく活用している。もしも、所属施設に外視鏡しかないのであれば、皆短期間のうちに順応するであろう。それを鑑みて、ぜひ外視鏡の世界に足を踏み出していただきたい。素晴らしい世界が待っているし、さらにこれからも大きく発展しながら、想像を超えた世界に私たちをいざなってくれるだろう。

参考文献

1) Dedehayir O and Steinert M: The hype cycle model: A review and future directions. Technological Forecasting and Social Change. Volume 108 2016, p28-41
2) Fenn J and Raskino M: Mastering the Hype Cycle: How to Choose the Right Innovation at the Right Time. Harvard Business School Press, 2008

II部-第3章 疾患別の治療

B 血管障害
2）中大脳動脈瘤：顕微鏡、外視鏡の比較

関西ろうさい病院脳神経外科　豊田 真吾

1. はじめに

血管内治療の発展により脳動脈瘤の大半がカテーテルで治療可能となった現在（2025年）も、中大脳動脈瘤に対して開頭クリッピング術が選択される機会が多い。当科でも、ステントを使用せずにシンプルテクニックで良好なコイル塞栓が期待できる症例以外は、開頭クリッピング術を選択している。ただし「血管内治療時代」に直達手術を選択する場合には、根治性のみならず低侵襲性を追求する強い覚悟が必要であろう。整容面にもできるだけ配慮し、患者の精神的な負担を少しでも軽減する努力が求められる。

本項は、中大脳動脈分岐部未破裂小型動脈瘤の直達手術を対象とする。

2. 中大脳動脈瘤に対する直達手術

当科では1996年にPterional keyhole approachを導入して以来、前方循環脳動脈瘤に対して積極的にKeyholeクリッピング術を行ってきた[1]。また、全国に先駆けて2018年に外視鏡を導入し、現在までに600例を越える外視鏡下手術を施行してきた[2-9]。

我々はこれらの経験に基づき、未破裂小型中大脳動脈瘤に対しては外視鏡下Keyholeクリッピング術を積極的に行っている。

3. 未破裂中大脳動脈瘤に対する外視鏡下Keyholeクリッピング術

未破裂中大脳動脈瘤に対してKeyhole surgeryを計画する際は、Pterional keyhole approachがその基本となるが、すでに諸家により様々な手術方法が報告されている[10]。我々は、Pterional keyhole approachに含まれる2つのバリエーションを「Sphenoid ridge keyhole approach」と「McCarty keyhole approach」と定義し[1]、主に前者を未破裂小型中大脳動脈瘤に対して用いている。両者の概要について述べる。

A) Sphenoid ridge keyhole approach[1]（図1：青線）

完全無剃毛下に側頭部に50mm皮膚切開、側頭筋膜下に創部展開する。Pterion（Sphenoid ridge外側縁）が開頭中心となるように側頭筋を筋線維方向に分割。Pterionを挟んで2点にburr holeを穿ち、径30mm程度の開頭をMcCarty pointより

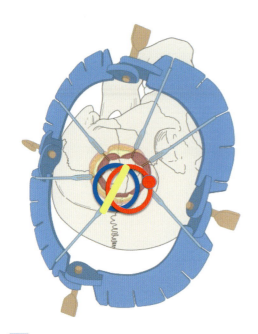

図1 Pterional keyhole approachのバリエーション

青線：Sphenoid ridge keyhole approachの開頭範囲、赤線：McCarty keyhole approachの開頭範囲、黄線：Sylvian vein。

も後方に設けた後（図2）、Sphenoid ridgeをSuperior orbital fissureが開放されるまで削除する。この開頭により前頭葉：側頭葉が約1：1で露出することになる。

Sphenoid ridge keyhole approachでは、開頭範囲の正中にSylvian vein（図1：黄線）が露出するため、前頭葉と側頭葉の双方に可動性を持たせたTranssylvian approachに適している。開頭を底面とする円錐の頂点に動脈瘤ドームが位置するため、Keyhole craniotomyの中心で手術操作が可能となる。

B）McCarty keyhole approach（図1：赤線）

完全無剃毛下に側頭部に50mm皮膚切開、側頭筋膜下に創部展開。側頭線より側頭筋を剥離し、McCarty keyholeを露出する。さらにPterionが開頭範囲に含まれるように側頭筋を後方に翻転・剥離する。McCarty keyholeを含めた2点にburr holeを穿ち、径30mm程度の開頭を設けた後に、Sphenoid ridgeをsuperior orbital fissureが開放されるまで削除する。この開頭により前頭葉：側頭葉が約3：1で露出する。

McCarty keyhole approachでは、主に前頭葉が露出されるため前頭葉に可動性を持たせたSubfrontal approachに適している一方、Sylvian fissureが開頭範囲の最後方

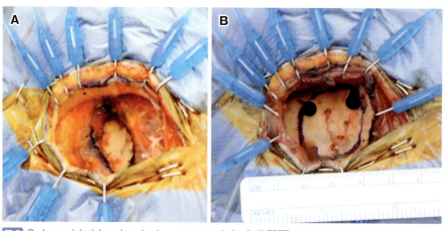

図2 Sphenoid ridge keyhole approachによる開頭

に位置するため側頭葉の可動性にはやや制限が生じる。

4. Sphenoid ridge keyhole approachによる外視鏡下Keyholeクリッピング術の実際

ORBEYE（オリンパスメディカルシステムズ）本体を術者左側に設置。3D4K・55インチメインモニターを、術者との距離が約2mになるように、Sylvian fissure延長線上に配置する。また、3D4K・31インチサブモニター（可動式モニター）[5]を、術者の45°左側および45°右側にそれぞれ1台ずつ配置する（術者とモニター間の距離は約1.2m）（図3）。

症例は60歳代女性、最大径約5mmのブレブを有する右未破裂中大脳動脈瘤（図4）である。ワイドネックであり、ステントを使用しないシンプルテクニックでは良好にコイル塞栓できないと判断し、直達手術を選択した（▶WEB）。

頭部を約40°左回旋し、軽度vertex downとする。完全無剃毛下に側頭部に50mm皮膚を切開し、側頭筋膜下に創部を展開する。Sphenoid ridge keyhole approachを行うため、Sphenoid ridge外側縁が開頭中心となるように側頭筋を筋線維に沿って分割する。Pterionを挟んで2点にburr holeを穿ち、直径27mmの開頭をMcCarty pointよりも後方に設ける。Sphenoid ridgeをsuperior orbital

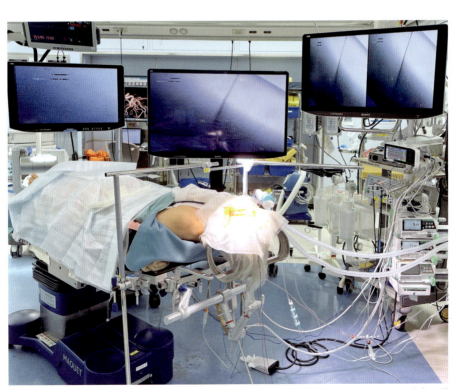

図3 Sphenoid ridge keyhole approachによる外視鏡下Keyholeクリッピング術のセッティング

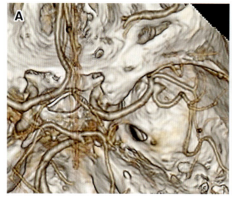
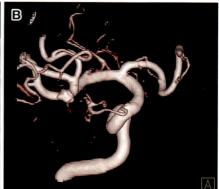

図4 症例：術前画像

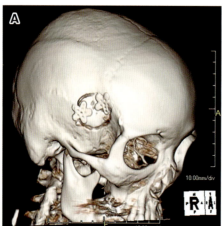
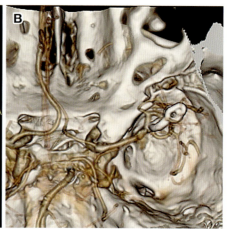

図5 症例：術後画像

　fissureが開放されるまで削除した後、硬膜をV字状に切開・翻転するとSylvian veinが開頭の正中に現れる。

　ORBEYE下に、Distal transsylvian approachを開始する。Keyhole approachの狭い入り口からSylvian fissureを十分に剥離するために、頭側（6時方向）、頭蓋底側（12時方向）、左右方向（3時・9時方向）に外視鏡の鏡筒を十分に傾けて操作することを意識する。右M2 superior trunkを辿って、動脈瘤頸部さらに中大脳動脈M1 segmentを露出する。動脈瘤ドームの一部を脳表から剥離、続いて右M2 inferior trunkを露出し

て、M1にtemporary clipがアプライできることを確認し、動脈瘤ドームと周囲組織との剥離を進める。動脈瘤ドームに癒着している静脈の剥離が難しい場合そのままクリップする方針も考慮しうる。ストレートミニクリップで動脈瘤頸部からドームを処理し、動脈瘤頸部に残ったdog ear状の未処理部分を強弯ミニクリップで対処する。

　ICG videoangiography（ICG 1mL静注）で、クリッピングが良好に達成できていることを確認する。提示症例は頭部血管造影CT検査で良好なネッククリッピングを確認した（図5）。

5. 本手術における外視鏡のメリットや留意点

A) モニター配置

モニターの位置によっては、術者はモニターを見ながら体軸を捻るようにして手術操作を行うことを余儀なくされるが、このような状況は人間工学上のメリットを謳う外視鏡の使用法としては本末転倒といえる。Microsurgical techniqueの精度を最も高めるために、常にモニターを正対視して体軸を捻らずに体の正面で手術手技を行うことを心がける。そのためには計画的だが同時に柔軟なモニター配置が重要である。上述したようにモニターを配置すると、Transsylvian approachに関わる手技のほとんどを、メインモニターを正対視して行うことができる。また、メインモニターを正対視できない状況下では、サブモニターや可動式モニターを用いることで対応できる。

B) Sylvian fissure剥離

Keyhole surgeryでは、器具をアプライするための入口が狭いため、頭側（6時方向）、頭蓋底側（12時方向）、左右方向（3時・9時方向）に鏡筒を意識的に十分に傾けてSylvian fissureを剥離する必要がある。外視鏡を用いることで、水平視軸（図6A）・Overhangする視軸（図6B）においても安定したmicrosurgeryが可能であることはすでに報告した[2, 3, 8]（図6）。その一方、3時・9時方向に視軸を向ける場合には、前述したようにサブモニターや可動式モニターを活用する工夫が必要になることがある。

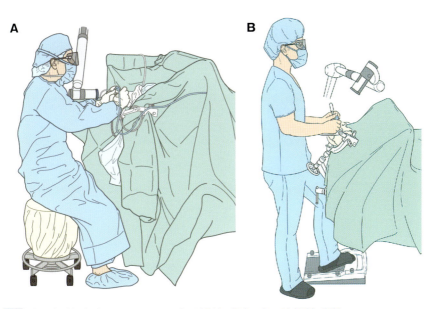

図6 水平視軸（A）、Overhangする視軸（B）時の外視鏡手術

Take home message

1. モニターを適切に配置、あるいは複数のモニターを使用することで、外視鏡下クリッピング術を円滑に行うことができる。

2. 未破裂小型中大脳動脈瘤に対してPterional keyhole approachを行う際には、開頭位置を綿密に計画する必要がある。

3. Pterional keyhole approach でSylvian fissureを十分に剥離するためには、外視鏡の鏡筒を四方に十分に傾けて操作することが肝要である。

参考文献

1) Toyota S, et al: Sphenoid Ridge Keyhole Approach Using the Lone Star Retractor System in Clipping of Unruptured Middle Cerebral Artery Aneurysms: Technical Note. World Neurosurg 140: 283-7, 2020
2) Iwata T, et al: Microsurgery "Under the Eaves" Using ORBEYE: A Case of Dural Arteriovenous Fistula of the Anterior Cranial Fossa. World Neurosurg 138: 178-81, 2020
3) Shimizu T, et al: Retrosigmoid Approach in the Supine Position Using ORBEYE: A Consecutive Series of 14 Cases. Neurol Med Chir（Tokyo）15: 55-61, 2021
4) Murakami T, et al: Four Hands Surgery for Intracerebral Hemorrhage using Orbeye: Educational Values and Ergonomic Advantages - A Technical Note. Asian J Neurosurg 16: 634-7, 2021
5) Toyota S, et al: Exoscopic carotid endarterectomy using movable 4K 3D monitor: Technical note. Surg Neurol Int 25: 540, 2021
6) Murakami T, et al: Midline suboccipital approach to a vertebral artery-posterior inferior cerebellar artery aneurysm from the rostral end of the patient using ORBEYE. Surg Neurol Int 13: 87, 2022
7) 豊田真吾：脊髄外科手術におけるORBEYEの利点．脊髄外科 36: 196-7, 2022
8) Takahara M, et al: The Usefulness of Surgical Titanium Microclips for Mucosal Repair in the Frontal Sinus Using ORBEYE: A Technical Note. Neurol Med Chir（Tokyo）64: 131-5, 2024
9) Murakami T, et al: A keyhole approach for intracranial hematoma removal using ORBEYE. World Neurosurg 189: 598-604, 2024
10) Mori K, et al: Keyhole strategy aiming at minimizing hospital stay for surgical clipping of unruptured middle cerebral artery aneurysms. J Neurosurg 130: 1359-66, 2018

Ⅱ部-第3章 疾患別の治療

B 血管障害
3）前交通動脈瘤：顕微鏡、外視鏡の比較

関西ろうさい病院脳神経外科　豊田 真吾

1. はじめに

　前交通動脈瘤は最も頻度が高い脳動脈瘤の一つであるにもかかわらず、その治療は様々なピットフォールが潜んでいることは周知である。近年の血管内治療の発展により前交通動脈瘤の多くがコイル塞栓術で治療可能となったが、ステント使用に関連する血栓性合併症のリスク、抗血小板療法のリスク、あるいは再発リスクが高い症例に対しては、開頭クリッピング術が選択される。しかしながら「血管内治療時代」に直達手術を選択する場合には、根治性のみならず低侵襲性をも追求する姿勢が求められる。

　本項では、未破裂前交通動脈瘤に対する外視鏡下クリッピング術について、その要点を述べる。

2. 前交通動脈瘤に対する直達手術

　前交通脳動脈瘤の直達手術は、Pterional approach（PA）とInterhemispheric approach（IHA）に大別される。前交通脳動脈瘤に対してPAとIHAのいずれを選択するかは1980年代から長く議論されてきた。

PAは、他のWillis輪前半部動脈瘤の手術と共通することから汎用性が高いことが大きな利点であるが、動脈瘤の位置が高位、domeが上方〜後方に突出する場合には適していない。左右のどちらからアプローチするかについては、動脈瘤の向き、左右の前大脳動脈A2部の前後関係、A1部の血管径の左右差、優位半球側、術者の利き手などの状況を加味して総合的に判断しなければならない[1]。

　その一方で、IHAは動脈瘤の向き、大きさなどを問わず対応可能であることが最大の利点であるが、嗅神経障害、前頭洞の開放、半球間裂剥離に関わる問題点を有する[2]。

　近年の血管内治療の台頭により前交通脳動脈瘤の治療選択はさらに多様化しており、最終的な判断は術者・施設の経験・治療成績に大きく左右される。

3. PAによる外視鏡下クリッピング術

　未破裂小型前交通動脈瘤は、中大脳動脈瘤と同様にPterional keyhole approachでも対応可能である[3]。前交通動脈瘤に対してPterional keyhole approach を選択する場合、我々はMcCarty keyhole approach

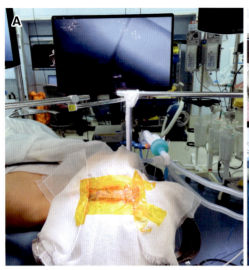
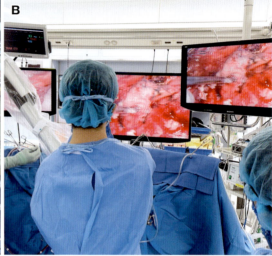

図1 PAによる外視鏡下Keyholeクリッピング術のセッティング

（Ⅱ部第3章B-2参照）を選択することが多い。このアプローチは、主に前頭葉を露出するため前頭葉の可動性が必要なSubfrontal approachに適している。その一方で、直径30mm程度の大きさの開頭では、Sylvian fissureが開頭範囲の最後方に位置するため側頭葉の可動性に制限が生じる。また、中大脳動脈瘤と比較すると病変までの距離が長いため、あえてKeyhole approachにこだわる必要はない。筆者は、前交通動脈瘤に対しては、McCarty keyhole approachの側頭葉側の開頭範囲を10mm程度拡大した開頭で手術を行うことが多い。

中大脳動脈瘤クリッピング術と同様に、ORBEYE（オリンパスメディカルシステムズ）本体を術者左側に設置し、3D4K・55インチメインモニターを、術者とモニター間の距離が約2mになるように、Sylvian fissure延長線上に配置する。また、3D4K・31インチサブモニター（可動式モニター）を、術者の45°左側および45°右側にそれぞれ1台ずつ配置する（術者とモニター間の距離は約1.2m）（図1）。

症例は70歳代女性、最大径約6mmの未破裂前交通動脈瘤である（図2、▶WEB）。ワイドネックであり、ステントを用いても根治的なコイル塞栓が容易に達成できないと判断し、直達手術を選択した。動脈瘤は下向き、前大脳動脈A2部は右アプローチで開大すると考えられたため、右PAを選択した。

頭部を約40°左回旋し、十分にvertex downとする。完全無剃毛下に側頭部に70mm皮膚を切開し、側頭筋膜下に創部を展開する。側頭線より側頭筋を剥離し、McCarty keyholeを露出し、さらにPterionが開頭範囲に十分に含まれるように側頭筋を後方に剥離し翻転する。McCarty keyholeを含めた3点にburr holeを穿ち、直径40mmの開頭を設け、Sphenoid ridgeをSuperior orbital fissureが開放されるまで削除した後、硬膜をV字状に切開し翻転する。

ORBEYE下に、M2 superior trunk、さらにM1を露出し内頚動脈に至りLateral carotid membraneを切離した後に、右A1

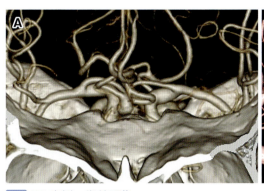
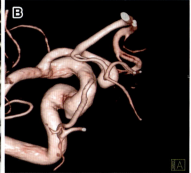

図2 PA症例：術前画像

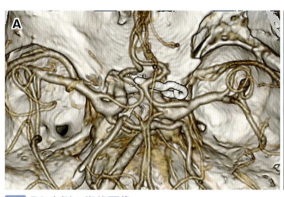
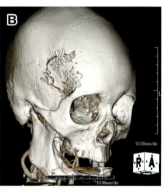

図3 PA症例：術後画像

起始部を確認、前頭葉と視神経間のくも膜を切離する。前頭葉底面の可動性が必要な場合は、Interhemispheric fissureを剝離する。その際、視軸がほぼ水平になるが、外視鏡を用いると安定した操作環境が得られる。動脈瘤ドームと周囲組織を剝離すると、右A1、右A2、左A1、左A2を露出できる。十分に頭部をvertex downしているため、右前頭葉の可動性が自重で得られ、脳べらを用いずとも術野が自然に展開される。右A1にtemporary clipをアプライする環境を整えた後に、視神経とドームの癒着を切離し、動脈瘤を周囲組織から完全に遊離する。この時点で、右前頭葉底面に脳べらをかけ、作業領域を確保し動脈瘤のドーム部を吸引管で手繰り寄せるようにストレートクリップでネッククリッピングを試みる。ICG videoangiographyを行い（ICG 1mL静注）、良好なクリッピングを確認する。CT angiographyで良好なネッククリッピングを確認した（図3）。

4. 本手術における外視鏡のメリットや留意点

A）頭　位

光学顕微鏡では安定した手術手技が困難であった視軸においても、外視鏡を用いることで術者が快適な姿勢で手術を完遂できる

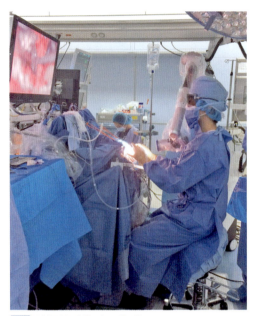

図4 外視鏡手術時の術者

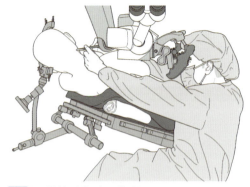

図5 顕微鏡手術時の術者
視軸が水平に近くなると術者と病変の距離が遠くなり、腕が伸びきってしまう。

点については、すでに報告した[4-11]。十分に頭部をvertex downし視軸が水平に近くなってもmicrosurgery手技に影響が及ぶことがないため（図4）、PAにおいてはvertex downによって得られる重力による脳偏位を最大限に活用でき、アプローチサイドの前頭葉底面に十分な可動性を得ることができる。また、PAで、Interhemispheric fissureを底面から剥離する際には進入視軸がほぼ水平になるが、この状況でも安定した操作環境が得られる。一方、従来の光学顕微鏡では、視軸が水平に近くなると術者と病変の距離が遠くなり、腕が伸びきってしまう弱みがある（図5）。

B) ICG videoangiography

未破裂脳動脈瘤クリッピング術において、クリップや穿通枝の確認にICG videoangiographyが用いられるが、外視鏡ではICGの投与量が少なくても良好なコントラストが得られる[8]。当科が従来より使用している光学顕微鏡ではICG videoangiographyに必要なICG静注量は5mLだが、ORBEYEでは1mLでも鮮明なangiographyを得ることができるため、頻回に検査が行える。

5. IHAによる外視鏡下クリッピング術

我々は前交通動脈瘤に対してIHAを選択する際はAnterior IHAを選択している。本アプローチの詳細は成書に譲るが[2]、必要があれば前頭洞を開放し、原則としてfalxを切離する手技を採用している。

ORBEYE本体を術者左側に設置。3D4K・55インチメインモニターを、術者とモニター間の距離が約2mになるように、正面正中線上に配置する。また、3D4K・31インチサブモニター（可動式モニター）を、術者の45°左側および45°右側にそれぞれ1台ずつ配置する（術者とモニター間の距離は約1.2m）。

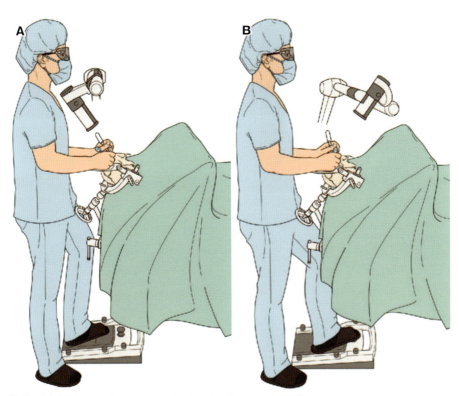

図6 外視鏡を用いたInterhemispheric fissureの剥離

6. 本手術における外視鏡のメリットや留意点

A）Interhemispheric fissureの剥離

Interhemispheric fissureの剥離においては、癒着の強い直回間と帯状回間をいかに無血で剥離できるかが鍵となる。Itoらは、手術台背板を下降・挙上して段階的に剥離を行うことで、直回間と帯状回間にスペースを生み出す剥離手順を提唱してきた[12]。外視鏡は、鏡筒を頭側（6時方向）から頭蓋底側（12時方向）まで動かしても、安定したmicrosurgeryが可能であり[4, 5, 10]、Interhemispheric fissureの段階的な剥離に活用できる（図6）。その一方、gyrusが入り組んでいる場合に鏡筒を3時・9時方向に向ける必要がある場合には、前項（Ⅱ部第3章B-2参照）で述べたようなサブモニターや可動式モニターの活用が有用となる。

B）前頭蓋底の操作

Anterior IHAでは前頭洞が開放されることが多く、この際、前頭蓋底の操作は合併症を防ぐ上で手術の鍵となる。前頭洞粘膜損傷に対する修復処置を行った症例を提示する[10]。

65歳男性。前交通動脈瘤（最大径約17mm）に対して、Anterior IHAでクリッピング術を施行（図7）。本症例は前頭洞が発達しており（図7）、両側前頭開頭により前頭洞粘膜が損傷されたため、修復を行った。

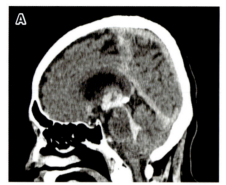
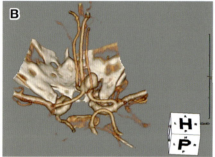
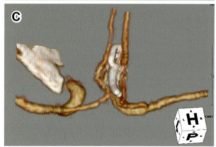

図7 Anterior IHAでのクリッピング術：術前画像

前頭洞粘膜をチタンマイクロクリップで縫合（図8A）、フィブリン糊で閉鎖した。術中操作視軸がほぼ水平となったが（図8B）、外視鏡を使うことで安定した観察・手技を完遂した（図9）。術後感染、髄液漏を認めなかった。

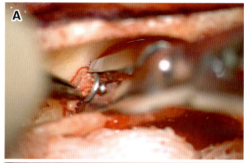
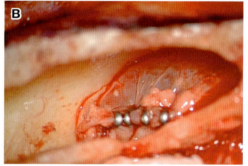

図8 Anterior IHAでのクリッピング術：術中画像

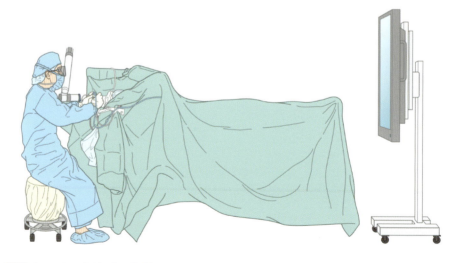

図9 Anterior IHA時の術者

Take home message

1. 外視鏡下クリッピング術を行う場合は、PA・IHAに関わらず、術者がモニターに正対視できるセッティングを心がける。

2. 外視鏡下手術では、鏡筒を頭側（6時方向）から頭蓋底側（12時方向）まで動かしても安定したmicrosurgeryが可能であるため、Sylvian fissureやInterhemispheric fissureの剥離においてその利点を活用できる。

3. 外視鏡は、前頭蓋底の安定したmicrosurgeryに寄与する。

参考文献

1) 佐野公俊：解剖を中心とした脳神経手術手技—前交通動脈瘤の手術. No Shinkei Geka 28: 9-16, 2000
2) 上山博康ほか編：脳動脈瘤手術：基本技術とその応用. 南江堂, 東京, 2010
3) Toyota S, et al: Sphenoid Ridge Keyhole Approach Using the Lone Star Retractor System in Clipping of Unruptured Middle Cerebral Artery Aneurysms: Technical Note. World Neurosurg 140: 283-7, 2020
4) Iwata T, et al: Microsurgery "Under the Eaves" Using ORBEYE: A Case of Dural Arteriovenous Fistula of the Anterior Cranial Fossa. World Neurosurg 138: 178-81, 2020
5) Shimizu T, et al: Retrosigmoid Approach in the Supine Position Using ORBEYE: A Consecutive Series of 14 Cases. Neurol Med Chir (Tokyo) 61: 55-61, 2021
6) Murakami T, et al: Four Hands Surgery for Intracerebral Hemorrhage using Orbeye: Educational Values and Ergonomic Advantages - A Technical Note. Asian J Neurosurg 16: 634-7, 2021
7) Toyota S, et al: Exoscopic carotid endarterectomy using movable 4K 3D monitor: Technical note. Surg Neurol Int 12: 540, 2021
8) Murakami T, et al: Midline suboccipital approach to a vertebral artery-posterior inferior cerebellar artery aneurysm from the rostral end of the patient using ORBEYE. Surg Neurol Int 13: 87, 2022
9) 豊田真吾：脊髄外科手術におけるORBEYEの利点. 脊髄外科 36: 196-7, 2022
10) Takahara M, et al: The Usefulness of Surgical Titanium Microclips for Mucosal Repair in the Frontal Sinus Using ORBEYE: A Technical Note. Neurol Med Chir (Tokyo) 64: 131-5, 2024
11) Murakami T, et al: A keyhole approach for intracranial hematoma removal using ORBEYE. World Neurosurg 189: 598-604, 2024
12) Ito Z: The microsurgical anterior interhemispheric approach suitably applied to ruptured aneurysms of the anterior communicating artery in the acute stage. Acta Neurochir (Wien) 63: 85-99, 1982

II部-第3章 疾患別の治療

B 血管障害
4）中大脳動脈瘤～外視鏡下クリッピング術を施行した一例～

愛知医科大学脳神経外科　横田 麻央

本項では、実際に外視鏡下クリッピング術を施行した症例を紹介する。

1. 症例紹介

ⅰ）症　例

左未破裂中大脳動脈瘤の増大を認め手術方針となった。

ⅱ）既往歴

30年ほど前、右の中大脳動脈瘤に対し他院で開頭クリッピング術を受けている。

ⅲ）術前CT angiography所見（図1）

- 左中大脳動脈（M1-2 Bifurcation）
- 動脈瘤は最大径4.8mm
- ハート型瘤

2. 術前セッティング

ⅰ）使用機器・体位準備・手術室レイアウト

外視鏡はORBEYE（オリンパスメディカルシステムズ）を使用。体位は仰臥位、頭部右回旋30°で杉田枠にて固定を行った（図2）。

今回は左前頭側頭開頭であるため術者は患者のやや左側に立ち、そこから患者尾側右に向かって手術操作を行う。そのため、メインモニターである大モニターとサブの小モニターの2枚を患者の尾側に配置する（図3）。

ⅱ）メインモニターについて

術者の真正面にくるように配置する。この配置が真正面からずれて斜めになると3D酔

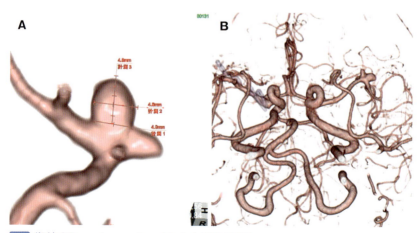

図1 術前CT angiography（左中大脳動脈瘤）

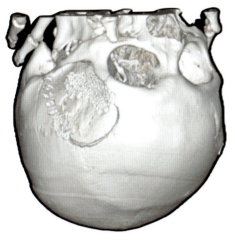

図2 頭部の角度と開頭（術後CTより作成）

いを誘発したり、術者が見る画像の鮮明度が劣ったりして手術が実施しにくくなるため注意が必要である。

術者とメインモニターの距離は術者の好みにより多少の違いはあるが、術者から1.6mくらいの距離に配置している。

iii）サブモニターについて

サブモニターはややコンパクトなものを使用。こちらも3D画面であり、Scopipst側から見えるようにメインモニターとはやや角度を変えて隣に配置する。

顕微鏡手術での立ち位置と異なり術者、Scopist、助手は横一列に並び、術者と助手は立って手術を行う。Scopistは椅子に座り、ORBEYEのアームの下に入り込むような形をとる。座ることでフットスイッチの操作が可能となる（図4）。

iv）Scopistの役割

当院では鏡体を動かしたり、フットスイッチで調節を行ったりといった作業は、術者ではなくScopistに割り当てている。

Scopistは片手で鏡体を持って視点・角度の移動を行い、同時にフットスイッチで拡大／縮小、Focusの調節を行う。術者が次に見たい術野、角度を予想し、それに合わせて鏡体を動かして手術が円滑に進行するように努める。状況に応じて助手として術者を支援する。

モニターは前述の通り2枚を角度違いで配

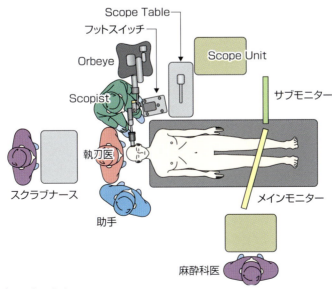

図3 手術室レイアウト

置しているため、各自が見やすいモニターを選択する。

　皆が同じモニターを見ていると、同じ立体感、角度、視野を得ることができる。次にどこが見たいかや、好みの拡大率などは口頭で術者とScopistが常にやり取りしながらより安全な手術を心がけている。

　動脈瘤の裏側のPerforatorなどの確認のため、時に内視鏡も用いて確認する。2.7mmもしくは4mmの30°、45°硬性鏡を用い、差し込みで覗き込むことが可能である。Scopistの前に台を置き、内視鏡がスタンバイできるようにしておく（図4）。

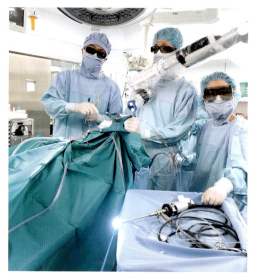

図4 左から順に助手、執刀医、Scopist
内視鏡をスタンバイしておく。

3. 術中所見（図5）

　Keyholeに1カ所穿頭施行、開頭は4.5cm。くも膜剥離操作においても画質は顕微鏡と比較して劣らない。動脈瘤に張り付いている血管を剥離しようとするも、瘤からわずかに出血を認め剥離せず。小さいほうの瘤が前頭葉と癒着している部分を剥離し、全体を露出。

　大きいほうの動脈瘤も側頭葉から剥離し、

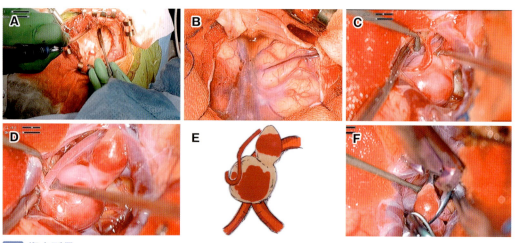

図5 術中所見
鏡体が小さいこと、術野から多少離しても焦点を合わせることができるため、クリッピングの際にあらゆる方向から鉗子が入れやすい。また吸引などのサポートをする助手も手が入れやすい。
A：硬膜切開まではマクロで行う。B：くも膜も顕微鏡と比較しても変わらない見やすさ。C：視軸が自由なので、様々な角度からの観察が容易。D：ハート形の動脈瘤。E：瘤の術中所見。F：クリップを入れていく際にそのタイミングごとで見やすい方向に鏡体を動かせる（Scopistに動かしてもらう）。

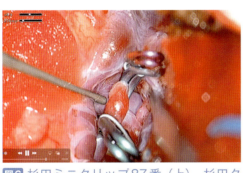

図6 杉田ミニクリップ87番（上）、杉田クリップスタンダード20番（L字、下）

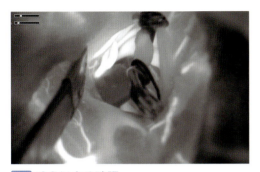

図7 ICGによる確認
ICGでの血管描出がより鮮明であり、少量（当院では2mL）のICGでも鮮明に血流を確認することができる。

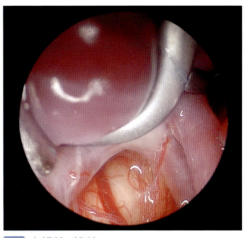

図8 内視鏡（0°）
2.7mm Storz硬性鏡でNeckを確認。

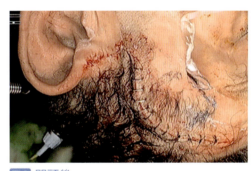

図9 閉頭後

M2のInferior Trunkを確認した。

　大きいほうの動脈瘤のNeckにかけ張り付いていた小血管を剥離し、間に先端が入るようにして温存。小動脈瘤は杉田ミニクリップ87番を使用した（図6）。インドシアニングリーン（ICG）とDopplerで母血管の血流があることを確認。さらに、動脈瘤の血流が遮断されていることを確認した（図7）。

　その後、外視鏡では十分に見えない死角を内視鏡を用いて確認し（図8）、クリップが母血管とPerforatorを温存できていることを十分に確認し閉頭した（図9）。

　外視鏡手術全体の特徴として、同じモニターを共有できるため、見学の学生への教育面でも効果が高く（図10）、また介助でついてくれる看護師とも進捗状況が共有でき、よりスムーズな手術となることが挙げられる。

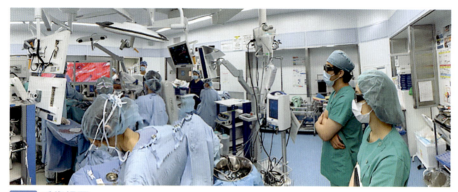

図10 手術場面
見学の学生（後方の緑の服）も3Dで見ることができる。

Take home message

1. 外視鏡での手術は、同じモニターで同じ角度・画質で共有できるため複雑な血管走行であったとしてもオリエンテーションがつきやすく指導医、執刀医、助手ともに術野を理解しやすいため、より安全に実施可能である。

2. ICGでの血管描出が顕微鏡と比較し、より鮮明であり、少量のICGでも鮮明に血流を確認することができる。

3. シルビウス裂を分ける際に重要となるくも膜の剥離操作を含め、顕微鏡と比較して画質は劣らない。

4. シルビウス裂を剥離する際や動脈瘤周囲を確認する際など、大きく視軸の角度を変える必要があるときも、鏡体が小さいためよりスムーズに動かすことができる。

5. これまでの手術用顕微鏡では術者に無理な姿勢が求められた場面でも、外視鏡は視軸が自由であるため、楽な姿勢で手術ができる。さらに内視鏡をスタンバイしておけば、内視鏡への切り替えもスムーズである（外視鏡は顕微鏡よりも小さいため移動がしやすく、また使用するモニターが同じであるため、モニタースイッチを内視鏡画面に切り替えるだけで容易に切り替えができる）。

6. クリッピングを行う際、鏡体と術野の間に余裕があると、自分の手元をマクロでも視認しながらできるため、さまざまな角度からクリップ鉗子を入れることができ、よりスムーズによりよい角度でクリップをかけることができる。また助手も同様にして手が入れやすい。

Ⅱ部-第3章 疾患別の治療

B 血管障害
5）血管吻合における外視鏡の可能性
～外視鏡下STA-MCA bypass術～

関西ろうさい病院脳神経外科　**村上 知義**

1. はじめに

　もやもや病や動脈硬化性脳血管閉塞疾患に対する浅側頭動脈（Superficial temporal artery：STA）－中大脳動脈（Middle cerebral artery：MCA）吻合術（STA-MCA bypass術）は、脳神経外科医がマスターすべき基本的手技の一つである。

　当科では、2018年12月から外視鏡ORBEYE（オリンパスメディカルシステムズ）を導入し、外視鏡下にSTA-MCA bypass術を施行している。本項では、当科における外視鏡下STA-MCA bypass術の手術手技に加えて、外視鏡使用のメリットやTipsについて述べる。

2. 外視鏡下STA-MCA bypassの基本手技

　当科では、制約がない限りは2枝バイパスを行っているが、もやもや病に関しては症例を選んで3枝バイパスをしている[1]。手術全体を6つのステップに分けると以下のようになる。

A　麻酔導入、体位取り、セッティング
B　皮膚切開～STA採取
C　開　頭
D　レシピエントの選別とドナーのトリミング
E　血管吻合
F　閉　頭

各ステップの要点を述べる。

A）麻酔導入、体位取り、セッティング

　手術室の配置（左開頭）を図1に示す。体位は仰臥位で上体を5～10°程度挙上する。肩枕を挿入して治療側に頭部を回旋し、開頭部が水平になるようにし、メイフィールド（欧和通商）にて3点ピン固定する。

　セッティングは以下の点を注意している。

　一般的にORBEYEを用いた手術では、ORBEYEの鏡筒が術者の視野に入ってしまうため、立位で手術をしたほうがよい場合がある。当科ではSTA剥離の際は立位で行い、血管吻合時は座位で行っている。そのため、離被架の高さをあらかじめかなり低くしておくことがポイントである。

B）皮膚切開～STA採取

　ローンスターリトラクターシステム[2]（図2A、B）を用いてSTAのParietal branchの剥離を行っていく。特にSTA本幹基部は

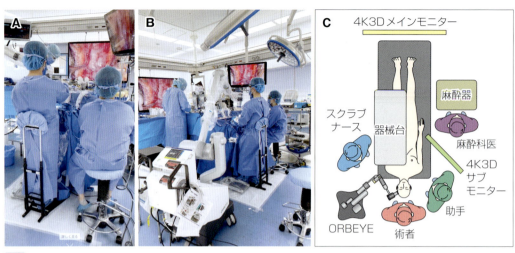

図1 手術室の配置（左開頭）

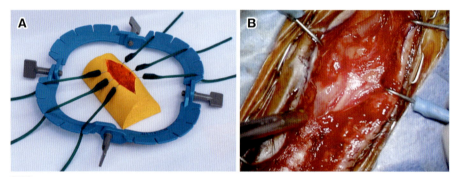

図2 ローンスターリトラクターシステムによる術野の確保
A：ローンスターリトラクターシステム、B：STA（Parietal branch）の剥離。

十分な可能性を持たせるための剥離が重要であり、これが血管吻合後のSTA起始部の血流維持や血管の向きの調整に役に立つ。ORBEYEでは水平視軸に近くなっても楽な姿勢で快適に手術を行えることを筆者らは報告したが[3-9]、いわば"トンネルを掘る"ようなイメージで操作すると、皮膚切開を延長せずともSTA基部・深部の剥離が可能となる（図3）。

バイポーラカッティングでSTAを剥離していく。小分枝は屈曲部から分枝していることが多く、確実に凝固切離しておく。Frontal branchとParietal branchのBifurcationをしっかりと露出し、基部を含め8cm程度のParietal branchを採取したのち、皮膚切開を鋭角にならないように前頭側に伸ばし（図4A矢印）、Subgalea下に皮弁を翻転していく。脂肪層が見えはじめると顔面神経前頭枝が近いことを念頭に置き注意しながら、サブモニターを見ながらFrontal branch側のSTAの剥離操作を進めていく（図4B、C）。Frontal branchは基部を含め6〜7cm程度採取可能である。このときも外視鏡の水平視軸のメリットを活かしながら、十分にdistalのFrontal branchを剥離して採取する。

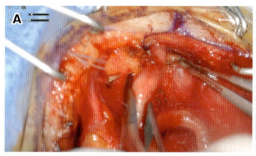
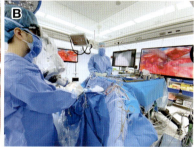

図3 STA（Frontal branch）の剥離

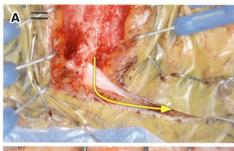
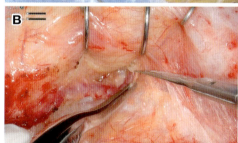
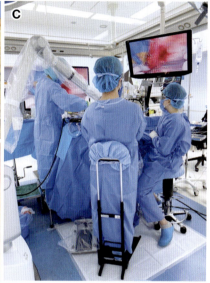

図4 STA採取
A：皮膚切開、B：STAの剥離操作、C：サブモニターと術者の位置関係。

C) 開　頭

　開頭は、STA-MCA bypass術の操作において、非常に重要な過程である。通常の前頭側頭開頭を行うが、前頭葉と側頭葉の両方に吻合するため、前頭葉と側頭葉ができるだけ1：1になるような開頭が望ましい。開頭したのち、STAの頭蓋底側の通り道を作成するため側頭骨を少し削除する。硬膜を十分に凝固止血し、Bone waxで骨縁からの出血を完全に防ぎ、硬膜のtentingを行い、止血を完成させる。硬膜はSTA流入部を含めて切開していき、硬膜の翻転によりたれ込みを防止する。無血術野を実現できていないと吻合操作に支障が出るため、これらの止血操作は非常に重要である。

D) レシピエントの選別とドナーのトリミング

　ORBEYEではわずか1mLのインドシアニングリーン（ICG）で脳血流が観察でき、レシピエントの選別に役立つ。吻合する側頭葉側のM4と前頭葉側のM4を選択したのち、それぞれについて表層のくも膜を切開する。

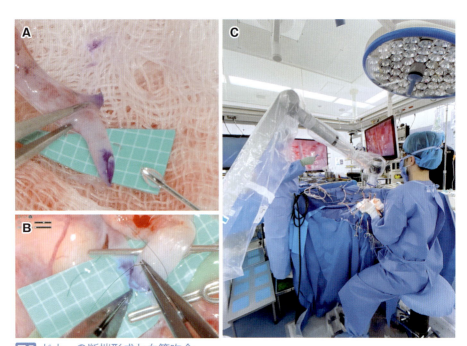

図5 ドナーの断端形成と血管吻合
A：ドナー断端、B：血管吻合、C：宙づり式可動性モニター。

細かい分枝を凝固切離したのち、当科ではラバーシーツ2枚程度（スケール付きのラバーシーツ）をM4の下に引いておき、十分浅くなるような場づくりを行う。引き続いて、ドナー側の断端の形成を行う。結合組織を十分に削ぎ落としたあと、当科では吻合内腔を直径2mmにすると決めており、これに合わせて、断端を90°、45°、fish mouseなどに切開している（図5A）。ドナー内腔を十分にヘパリン化生食で洗っておく。

E）血管吻合

レシピエントを遮断したのち、マイクロナイフ＆ハサミを用いてレシピエントに2mmのarterectomyを行う。10-0ナイロン針糸を用い、stay suture 2針＋片面3〜5針の端側吻合を行う。注意するべきポイントはSTAとMCAの内膜は必ず取ることと、裏縫いしないこと、針を通すときや抜くときは左手の鑷子でカウンタープレッシャーをかけながら行うことである。

ORBEYEの利点としては、デジタルズームとの組み合わせで最大26倍までの高倍率が可能であるため、内膜を視認しやすい（図5B）。ただし白とびを起こしやすいので、筆者らは通常1.5倍のデジタルズームを用いて行っている。また、右利き術者で11〜12時方向へ針を通す運針がしにくい場合、術者の体を右にひねり、正面モニターを見るように顔を左に向けると運針しやすいが、エルゴノミックな操作とは言えない。

そこで、宙づり式可動性モニターを用いることにより[6]、術者は正対して吻合操作を行うことが可能となる（図5C）。吻合したのち血流を再開させリークがないか確認をする。問題なければDopplerおよび1mLのICGで血流の確認を行う。もう1本の吻合も同様に行い、最後に再度Dopplerと1mLのICGで

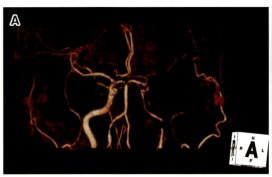
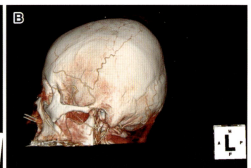

図6 症例Aの術前画像
A：MRA、B：CT angiography。

良好な血流を確認する。

F）閉　頭

閉頭におけるポイントは、層ごとの閉鎖ステップにおいて、DopplerでSTAの血流が良好かどうかを確認することである。不良であれば閉鎖した層を再度開いてSTAの血流を良好にする必要がある。硬膜はDuraGen（Integra Japan）やフィブリン糊を用いて閉鎖し、骨弁はSTAへの圧迫がないようにプレートを用いて閉鎖する。皮下ドレーンを留置し、閉創する。

3. 症　例

症例Aは71歳女性。左症候性内頚動脈閉塞症で紹介受診。SPECTでstage II領域が広範にあり、左STA-MCA bypass術の方針となった。術前MRAとSTAの走行（CT angiography）を示す（**図6A、B、▶WEB**）。

全身麻酔下に左肩枕を挿入して上体を挙上し、開頭部が水平となるように頭部を右に60°回旋させメイフィールド3点ピンで固定した。ローンスターリトラクターをセッティングし、左耳珠前方からSTA本幹〜Parietal branchに沿って、本幹＋Parietal branchを8cm程度確保できる点から、temporal lineを越えて前頭側に向かってカーブする14cmのcurved skin incisionを置いた。STA本幹、分岐部と、Parietal branchをバイポーラカッティングでParietal branchを確保した。次に、Subgaleaのまばらな結合組織層まで切開を加え、鈍的剥離しながら

Tips

外視鏡使用のメリットと手術のポイント

- STA剥離操作時、特に起始部の剥離操作では、水平視軸に近くなっても楽な姿勢で手術可能である。
- 頻回のICG投与が可能であるため、吻合前、吻合後の確認および吻合部トラブル発生時に非常に有用である。
- ORBEYEは高倍率により、内膜の視認がしやすい。ただし、白とびする場合があるので、デジタルズーム（1.5倍）を使用するとよい。
- マイクロ操作において体の向きを変えたほうがよい場合、宙づり式可動性モニターが有用である。

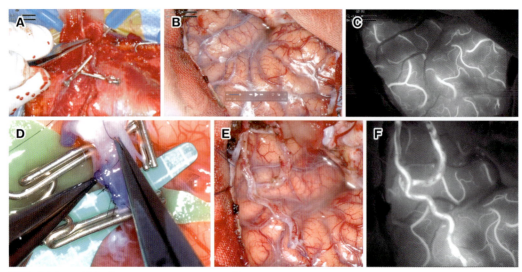

図7 症例A：外視鏡下STA-MCA bypass術

皮弁を前頭側に翻転した。STA分岐部からFrontal branchを確認し、約6.5cm確保した（図7A）。

側頭筋筋膜をメスで切開し側頭筋を一塊にしてモノポーラで皮切に沿って切開し、モノポーラ、ラスパトリウムで剥離しfrontal側に翻転した。Burr holeをSTA基部、前頭側、頭頂側の3点に穿ち、Frontal lobe：Temporal lobe = 1：1に露出されるように6cm大の開頭を行った。硬膜上と板間層からの出血を止血し、硬膜を半円弧状に切開した（図7B）。1mLのICGを用いて評価を行い（図7C）、レシピエント血管は、前頭葉側、側頭葉側それぞれ脳表上のM4とした。それぞれくも膜を切開し、M4を確保した。

剥離したSTAの断端周囲の結合織をトリミングし、吻合部を2mmとした。

まず、temporal側のM4をベアクリップで遮断し、arterectomyを加え、stay sutureを10-0ナイロンで2針縫合したのち、片側中央に待ち針を置き、片側計3針を10-0ナイロンで縫合した。対側も同様に3針で縫合し、計8針で吻合した。M4とSTAの遮断を解除し明らかな出血がないことを確認後、ICGとDoppler血流計にてSTA、M4の血流が良好であることを確認した。

続いてfrontal側のM4（小分枝も）をベアクリップで遮断し、arterectomyを加えたのち10-0ナイロン9針で吻合した（図7D、E）。ICGで良好な血流を確認した（図7F）。サージセルで吻合部、STAの止血を完成させた。

硬膜を4-0ナイロンで縫合、中央に2針tentingを設けた後、硬膜を5カ所でつり上げ、硬膜切開部、バイパス刺入部をフィブリン糊付きサージセルで閉鎖し、水封した。硬膜欠損部にDuraGenをおいて硬膜形成を行った後に、開頭縁周囲にフィブリンスプレーを噴霧し硬膜外出血を防止した。DopplerでSTAの血流を確認しながら閉頭・閉創へ移った。

骨弁をチタンプレート×3、スクリューネジ12本にて固定し筋層・筋膜・Galeaを3-0 PDS（J&J）にて縫合した。Skin

staplerで閉創し手術終了した。

術後経過は良好であり、吻合部血流も良好であった（図8）。

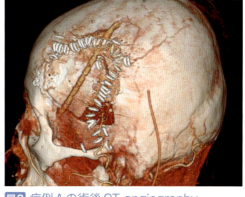

図8 症例Aの術後CT angiography

Take home message

1. 外視鏡下STA-MCA bypass術の導入においては、セッティングから閉頭まで、それぞれのステップごとのポイントを押さえておく。
2. 頻回のICG投与が有用である。
3. ORBEYEは高倍率にすると白とびする場合があるため、デジタルズーム（1.5倍）を使用するとよい。

参考文献

1) Shimizu T, et al: Long-term Patency of Retrograde Bypass Using a Distal Stump of the Parietal Superficial Temporal Artery for Moyamoya Disease. Neurol Med Chir（Tokyo）63: 542-7, 2023
2) Toyota S, et al: Utility of the Lone Star Retractor System in Microsurgical Carotid Endarterectomy. World Neurosurg 101: 509-13, 2017
3) Shimizu T, et al: Retrosigmoid Approach in the Supine Position Using ORBEYE. Neurol Med Chir（Tokyo）61: 55-61, 2021
4) Iwata T, et al: Microsurgery "Under the Eaves" Using ORBEYE. World Neurosurg 138: 178-81, 2020
5) Murakami T, et al: Four Hands Surgery for Intracerebral Hemorrhage using ORBEYE: Educational Values and Ergonomic Advantages - A Technical Note. Asian J Neurosurg 16: 634-7, 2021
6) Toyota S, et al: Exoscopic carotid endarterectomy using movable 4K 3D monitor: Technical note. Surg Neurol Int 12: 540, 2021
7) Murakami T, et al: Midline suboccipital approach to a vertebral artery-posterior inferior cerebellar artery aneurysm from the rostral end of the patient using ORBEYE. Surg Neurol Int 13: 87, 2022
8) Toyota S, et al: Merits in spinal surgery using ORBEYE. Spinal Surgery 36: 196-7, 2022
9) Takahara T, et al: The usefulness of surgical titanium microclips for mucosal repair in the frontal sinus using ORBEYE: a technical note. Neurol Med Chir（Tokyo）64: 131-5, 2024

Ⅱ部-第3章 疾患別の治療

C その他の疾患への応用
1）MVD：顕微鏡、外視鏡の比較

医学研究所北野病院脳神経外科　戸田 弘紀

1. はじめに

　超高精細・立体（4K3D）デジタル手術画像の進歩により外視鏡が脳神経外科手術に導入され[1]、近年は後頭蓋窩手術にも広く用いられている[2-5]。ここでは三叉神経痛・片側顔面けいれん・舌咽神経痛に対する微小血管減圧術（Microvascular decompression：MVD）への外視鏡の応用例を紹介する[4-7]。

2. 外視鏡によるMVD手術の準備

　最初に、外視鏡の特性を活かした機器の配置と体位の調整を説明する。

A）機器配置

　外視鏡本体は観察視軸を調整しやすい場所に置く。オリンパスメディカルシステムズのORBEYEは、本体を手術側と反対に配置すると鏡体角度を細かく調整できる（図1）[5, 7]。モニターは立体画像を見やすい場所に置く[7]。

B）体位

　外視鏡手術は4K3Dモニターを見ながら行う"Heads-up surgery"であり、鏡体位置の制限は少なく、観察視軸の自由度は高い。そのため体位はパークベンチ（図2）[8]でなく、頭部を回旋した仰臥位（図2）で行える[5, 7]。我々は上体に三角形の枕を挿入し頭部回旋の程度を軽減している（図3）。また頸部はパークベンチ体位と同様に軽度屈曲させ[9]、観察視軸や手術操作の空間を確保する（図3）。体位決定後に観察視軸が肩と干渉しないよう調整する。術中神経モニタリングは脳幹聴性誘発反応（Brainstem auditory evoked response：BAER）や、片側顔面けいれんではさらに顔面神経の側頭枝・頬骨枝・下顎縁枝刺激の表情筋筋電図を用いる。

> **Tips**
>
> 頭部回旋位に頸部側屈や伸展が加わると頚椎や頚髄・頚髄神経に負担がかかる。患者には事前に仰臥位でオトガイを対側の鎖骨に近づける姿勢をとってもらい、頭部回旋・頸部屈曲の安全な範囲を確かめる。

3. 外視鏡手術によるMVD

　続いて開頭術と硬膜内操作について疾患ご

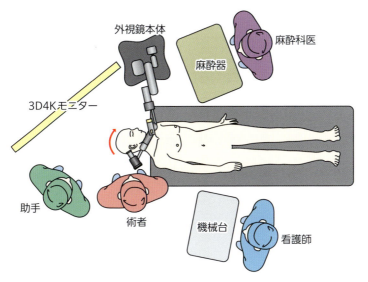

図1 手術室配置例
患者は仰臥位で頭部を対側に回旋し、外視鏡本体を対側に置く。

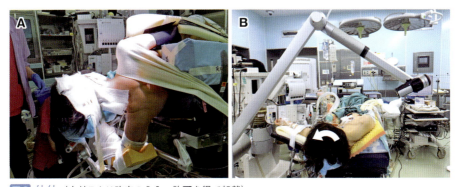

図2 体位（文献7より改変のうえ、許可を得て転載）
A：パークベンチ体位、B：頭部を対側に回旋する（曲線矢印）仰臥位。

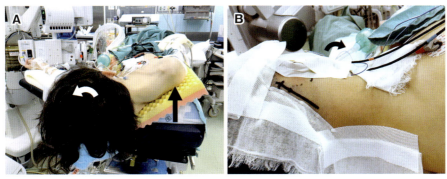

図3 体位の調整（文献7より改変のうえ、許可を得て転載）
A：頭部回旋（曲線矢印）と手術側の肩挙上（黒矢印）、B：頸部の軽度屈曲（曲線矢印）。

とに解説する。

A) 外側後頭下開頭術

ⅰ) 三叉神経痛

乳様突起と乳突切痕、眼窩下縁と外耳孔上縁を通過するフランクフルト水平線[10]を目安に開頭位置を予定し、髪の生え際の内側で皮膚を切開する[11]（図4）。乳突切痕上縁は皮膚切開のほぼ中心に位置する。導出静脈は入口部より遠位で焼灼切断する。後頭動脈も焼灼切断し、下項線が少し見える程度まで筋層を切開する（図5）。

バーホールは横静脈洞・S状静脈洞移行部が確認できるように作成し、S状静脈洞の内側に沿って下項線近くまでバーで溝を作る。その後ボーンカッターで横静脈洞・S状静脈洞移行部を中心とする扇型に開頭する（図5）。

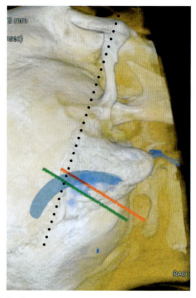

図4 古典的な横静脈洞（青曲線）
下縁の指標である眼窩下縁と外耳孔上縁を通るフランクフルト水平線（黒点線）と乳様突起基部・乳突切痕を目安にした三叉神経痛（緑）や片側顔面けいれん・舌咽神経（赤）の切開線。

ⅱ) 片側顔面けいれん・舌咽神経痛

頭皮は乳突切痕上縁から髪の生え際の内側に沿って切開する。小後頭神経は神経に沿って周囲を剥離すると切断せずに温存できることが多い[7]（▶WEB②）。ついで後頸部筋群を切開し後頭動脈を焼灼切断する（▶WEB③）。筋層切開で下項線が近づくと筋線維が外側下方に走行する上頭斜筋が現れる。上頭斜筋の停止部は下項線に沿っており、この付着部を乳突切痕方向に向かって後頭骨から切断しながら後頭骨表面を露出すると、後頭顆窩の入口まで確認でき、下項線が中央に位置する術野となる（図6）。バーホールはS状静脈洞縁が確認できる位置に穿ち乳突切痕の近くから下項線の下方はバーで溝を作りその後ボーンカッターで開頭する。後頭骨は外側下方の後頭蓋窩内面が確認できるまで削除する（図6）。

> **Column**
>
> 導出静脈入口部からの出血に対してはボーンワックスを詰めすぎてしまうことがある[12]。止血の際には大きめのボーンワックスを軽く当て中に押し込まないようにする。その後、導出静脈入口部の骨を薄く削り、後頭骨を通過する導出静脈を焼灼しながら、ボーンワックスを取り出すこともできる[12]。入口部近傍で導出静脈を焼灼切断し静脈入口部に押し込むと、骨内の導出静脈通過部を使って開頭操作ができ静脈出血も回避できる（▶WEB①）[7]。なお外視鏡の記録は開頭操作の振り返りに有用である。

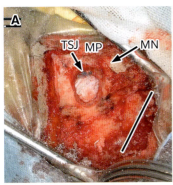
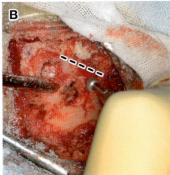
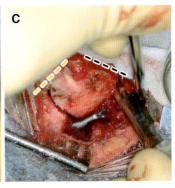
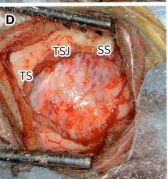

図5 三叉神経痛の外側後頭下開頭（右側）

A：乳様突起（Mastoid process：MP）や乳突切痕（Mastoid notch：MN）を指標にした横静脈洞・S状静脈洞移行部（Tranvese sinus-sigmoid sinus junction：TSJ）にburr holeの形成。下項線（実線）。
B：MNに沿った溝の形成（点線）。
C：横静脈洞（TS、黄色点線）とS状静脈洞（SS、点線）に囲まれた扇形の骨弁。
D：TSからTSJとSSの確認。

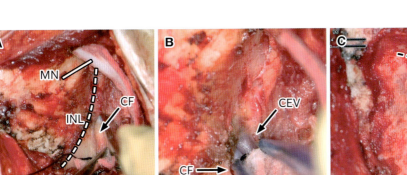
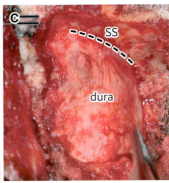
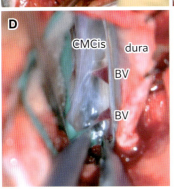

図6 片側顔面けいれん・舌咽神経痛の外側後頭下開頭（右側）

A：乳突切痕（Mastoid notch：MN[直線]）や下項線（Inferior nuchal line：INL[点線]）、後頭顆窩（Condylar fossa：CF）を指標にした展開。
B：後頭顆導出静脈（Condylar emissary vein：CEV）とCFの確認。
C：硬膜（dura）とS状静脈洞（SS）縁までの露出。
D：硬膜切開と架橋静脈（Bridging vein：BV）と小脳延髄槽（Cerebellomedullary cistern：CMCis）の確認。

Ⅱ部 第3章 C その他の疾患への応用

137

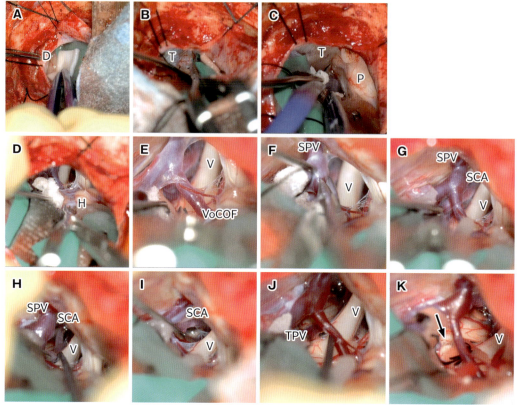

図7 右三叉神経痛の硬膜内操作

A-C：硬膜裏面（D）からテント下面（T）、錐体骨硬膜（P）移行部。
D-G：小脳水平裂（H）上のくも膜切開と小脳橋裂静脈（VoCPF）、三叉神経（V）の確認。錐体静脈（SPV）を包むくも膜の切開とSCAによる三叉神経根圧迫の確認。
H-K：SCAの移動とテント上へのフィブリン糊固定。横橋静脈（TPV）の三叉神経根上の走行。三叉神経根、脳幹から浮かせて焼灼後の切断（矢印）。

B）硬膜内操作

仰臥位による外側後頭下開頭では、小脳が重力により展開するため、髄液排出やくも膜切開も容易である。一方で髄液の排出が過多となりやすく、また小脳の自重展開から聴神経への負担もかかりやすくなるため、小脳を圧排しないよう注意する。

i）三叉神経痛

①硬膜はテント下面を確認しながら切開する（図7A-C）。テントから錐体骨硬膜に移行する錐体骨稜硬膜に沿って内側に進む。

②三叉神経へのアプローチでは、小脳水平裂のくも膜を切開すると三叉神経根が確認しやすくなる（図7D-G）。また上錐体静脈が通過する袖状のくも膜は、自由縁まで切開すると上錐体静脈とその流入枝の間から三叉神経根が確認できる。

③上小脳動脈（Superior cerebellar artery：SCA）が責任血管であれば、SCAを外に引き出すように血管を移動する（図7H-K、▶WEB④）。SCAの穿通枝は長く移動を制限することは少ないが慎重に剥離する。SCAの吻側枝あるいは尾側枝どちらかだけでSCAを移動することが難しい場合は、吻側枝と尾側枝をともに移動させる。SCA

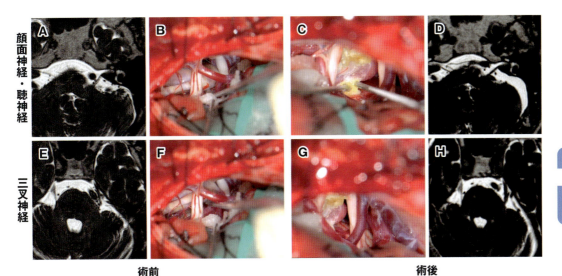

図8 椎骨動脈による三叉神経痛症例（文献7より許可を得て転載）
MRI、CISS画像と術中所見。椎骨動脈の尾側移動とタコシールなどによる固定と三叉神経根減圧。

の本幹や分枝をテント面にフィブリン糊やPolytetrafluoroethylene（PTFE）を用いて固定する。

④静脈が三叉神経根を圧迫している場合には、十分に剥離し、血管を移動するか、横橋静脈など左右あるいは上下に側副血行路をもつ静脈であれば切断して徐圧する（図7H-K、▶WEB④）。

⑤SCA以外に前小脳動脈（Anterior cerebellar artery：AICA）や遺残三叉神経動脈変異（Persistent primitive trigeminal artery variant：PPTAv）や三叉小脳動脈（Trigeminocerebellar artery：TCA）が責任血管になることもある。また椎骨動脈（Vertebral artery：VA）や脳底動脈（Basilar artery：BA）が偏位して三叉神経根を圧迫している場合には三叉神経の頭尾側だけでなく顔面神経、聴神経さらに下位脳神経の高さまで術野を広げVAからBAまで広く観察する（図8）。VAやBAはPTFEやフィブリン糊などを用いて、尾側に移動して硬膜上に固定する方法が有用である。術野から観察できないVAやBAの穿通枝を考慮し、無理な移動に注意する。

ii）片側顔面けいれん

①副神経や頚静脈孔周囲のくも膜を切開する。その際に架橋静脈は副神経や迷走神経などから十分に剥離し距離を置いて焼灼切断する。尾側から外側小脳延髄裂を展開し、迷走神経根、Rhomboid lip、脈絡叢、舌咽神経根と順に確認する（▶WEB⑤）。また小脳半球上を走行するPICAは剥離して硬膜側に転位すると外側小脳延髄裂の展開と観察が容易になる[13]。

②舌咽神経と小脳片葉との剥離操作などは、BAERに注意しながら、微細構造を細かく観察しながら行う（▶WEB⑥）。

③AICAが圧迫血管の場合は穿通枝を脳幹に送っており、剥離する際には頭頂側から剥離子などでAICAを尾側方向に移動させて錐体骨硬膜に固定する。穿通枝の長さなどで移動が制限される場合はPTFEで硬膜に吊り上

げ固定する（図9）。

　④PICAが圧迫血管の場合は上行ループの頂点がSupraolivary fossetteや橋延髄溝に嵌頓して顔面神経根を圧迫していることが多い。PICAの穿通枝は移動を制限しないこともあるので、PICAの上行ループを迷走神経の間や尾側から下方に引き出して錐体骨硬膜にフィブリン糊やPTFEで固定する（図10）。

　⑤VAの関与例では、錐体骨硬膜上のくも膜を十分切開したのちに、VAを尾側から脳幹より血管へらで起こして錐体骨硬膜に接着し、また脳幹と椎骨動脈の間にPTFEなどを挿入してVAを転位する（図11）。その上で顔面神経根を直接圧迫するAICAやPICAを移動する。

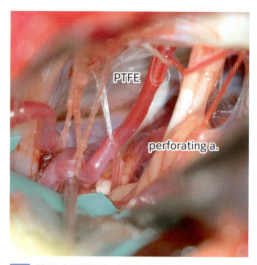

図9 前下小脳動脈（AICA）による左片側顔面けいれん症例（文献7より許可を得て転載）
複数の短い穿通枝を考慮したPTFE線維での吊り上げ。

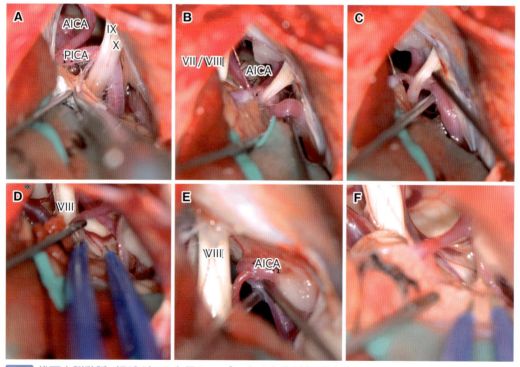

図10 後下小脳動脈（PICA）の上行ループによる右片側顔面けいれん（文献7より許可を得て転載）
AICAの下にあるPICAの顔面神経根（VII）圧迫。蝸牛神経（VIII）、PICAの舌咽神経（IX）、迷走神経（X）の尾側への引き出し。AICAの移動とVII神経根の確認。

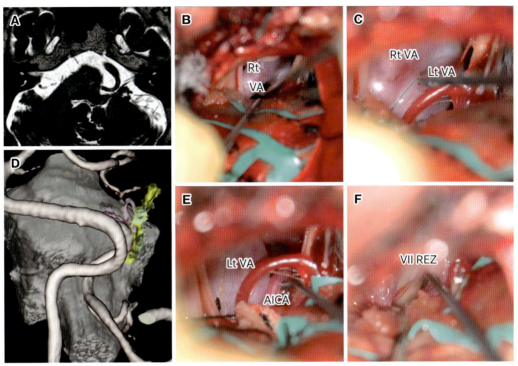

図11 両側椎骨動脈関与の左片側顔面けいれん（文献7より許可を得て転載）
右椎骨動脈（Rt VA）の硬膜接着と左（Lt）VAのRt VAへの接着。顔面神経根（VII REZ）を圧迫するAICAのVA前面への移動と固定。

iii）舌咽神経痛

舌咽神経痛の際に確認する構造は片側顔面けいれんとほぼ同一である。PICAが責任血管であることが多く、さらにVAが関与することもあれば、穿通枝程度の細い血管が舌咽神経根に圧痕を形成することもある[14]。

① VAやPICAを舌咽神経根および迷走神経根から剥離する（図12）。

② PICAの上行ループがsupraolivary fossette内に陥入している場合には穿通枝に注意しながらこのループを引き出して固定する。

4. 閉　創

硬膜を縫合し、閉創前にも乳突蜂巣の開口部に骨蝋などを封入する。硬膜縫合糸数針分を結紮する前に人工髄液を静かに硬膜下に注入する。仰臥位では髄液漏出が過多となり、気脳症になることがあるため、手術台を少し傾けるなどして、頭蓋内の空気をできるだけ人工髄液で置換できるように工夫する[7]。

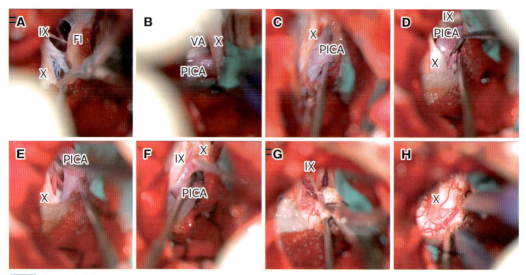

図12 左舌咽神経痛

VAから分岐する太いPICAの迷走神経根（X）から舌咽神経根（IX）の圧迫。PICA分岐部近傍VAの硬膜接着。PICAのX頭側、次いでX尾側での引き出し。IX、X神経根の減圧。

WEB動画の説明

▶**WEB①　右外側後頭下開頭**（文献7より許可を得て転載）

胸鎖乳突筋（Sternocleido mastoid muscle［以下 m.］：SCM）や頭板状筋（Splenius capitus m.）停止部近傍の切開後、乳突導出静脈（Mastoid emissary vein：MEV）を焼灼切断し、導出静脈入口部（Mastoid foramen：MF）に押し込む。

▶**WEB②　右外側後頭下開頭**（文献7より許可を得て転載）

小後頭神経（Lesser occipital nerve：LCN）の剥離。

▶**WEB③　右外側後頭下開頭**（文献7より許可を得て転載）

顔面けいれんや舌咽神経痛手術でStyloid diagphram内に含まれる後頭動脈（Occipital artery：OA）の焼灼切断とINLに終止する上頭斜筋（Superior oblique capitus muscle：OCS）の外側まで剥離。後頭下開頭後のS状静脈洞露出と乳突蜂巣開放に対するボーンワックス封入。硬膜切開と小脳延髄くも膜槽（Cerebellomedullary cistern：CMCis）。

▶**WEB④　左三叉神経痛**（文献7より許可を得て転載）

SCA移動と三叉神経根（TN）減圧。TPVの切断。VoCPFの温存と錐体骨硬膜固定。上錐体静脈（SPV）温存。

▶**WEB⑤　右片側顔面けいれん**（文献7より許可を得て転載）

AICAループの顔面神経根圧迫。複数穿通枝を温存するPTFEでのAICA吊り上げ。

▶**WEB⑥　右顔面けいれん**（文献7より許可を得て転載）

サブモニターでの外視鏡画像と脳幹聴性誘発反応（Brainstem auditory evoked response：BAER）は並列提示。BAERの変化への迅速な対応。

Take home message

1. 外視鏡をMVDに応用する場合には、観察視軸の取りやすい場所に本体・アーム・鏡体を設置する。

2. 外視鏡を用いると頭部回旋仰臥位でMVDが行える。観察視軸はパークベンチ体位より水平に近づく。小脳は自重で展開し小脳橋角部が観察しやすくなる。

3. くも膜切開や血管の剥離移動操作は従来の顕微鏡手術と同様である。観察視軸を細かく移動して、解剖構造と機器の先端を十分に観察しながら手技を行う。

参考文献

1) Khalessi AA, et al: First-in-Man Clinical Experience Using a High-Definition 3-Dimensional Exoscope System for Microneurosurgery. Oper Neurosurg (Hagerstown) 16: 717-25, 2019
2) Mattogno PP, et al: Posterior Cranial Fossa Surgery with a 3-Dimensional Exoscope: A Single-Center Survey-Based Analysis and a Literature Review. World Neurosurg 176: e15-e26, 2024
3) Price G, et al: Application of the Robotic-Assisted Digital Exoscope for Resection of Posterior Fossa Tumors in Adults: A Series of 45 Cases. Oper Neurosurg (Hagerstown) 25: 397-407, 2023
4) Nagata Y, et al: The Multiscope Technique for Microvascular Decompression. World Neurosurg 103: 310-4, 2017
5) Shimizu T, et al: Retrosigmoid Approach in the Supine Position Using ORBEYE: A Consecutive Series of 14 Cases. Neurol Med Chir (Tokyo) 61: 55-61, 2021
6) Herta J, et al: Technical Assessment of Microvascular Decompression for Trigeminal Neuralgia Using a 3-Dimensional Exoscope: A Case Series. Oper Neurosurg (Hagerstown) 23: 374-81, 2022
7) Toda H, et al: Exoscopic Microvascular Decompression for Hemifacial Spasm and Trigeminal Neuralgia. Neurosurg Focus Video 10: V12, 2024
8) McLaughlin MR, et al: Microvascular Decompression of Cranial Nerves: Lessons Learned After 4400 Operations. J Neurosurg 90: 1-8, 1999
9) Rhoton AL, Jr: Operative Techniques and Instrumentation for Neurosurgery. Neurosurgery 53: 907-34; discussion 934, 2003
10) Lang J: Skull base and related structures. Schattauer GmbH, Stuttgart, 2001
11) Toda H, et al: Patterns and Variations in Microvascular Decompression for Trigeminal Neuralgia. Neurol Med Chir (Tokyo) 55: 432-41, 2015
12) Hashikata H, et al: Risk of Bone Wax Migration During Retrosigmoid Craniotomy for Microvascular Decompression: Case-Control Study. Oper Neurosurg (Hagerstown) 26: 406-12, 2024
13) Amagasaki K, et al: Mobilization of the Anterior/Posterior Inferior Cerebellar Artery on the Cerebellar Surface in Microvascular Decompression Surgery for Hemifacial Spasm: Potential Effect on Hearing Preservation. Oper Neurosurg (Hagerstown) 16: 179-85, 2019
14) Ikeda N, et al: A Perforating Artery Compressing the Nerve Rootlet and Causing Glossopharyngeal Neuralgia. Neurosurgery 11: 382-6, 2015

Ⅱ部-第3章 疾患別の治療

C その他の疾患への応用
2）脊椎脊髄疾患：顕微鏡、外視鏡、内視鏡の比較

医療法人ニューロスパインうちかど脳神経外科クリニック／医療法人繁桜会馬場病院せぼね内視鏡センター
内門 久明

1. 脊椎脊髄疾患における鏡視下手術（Scopic Spine Surgery）(図1)

脊椎脊髄疾患の顕微鏡手術は、1980年代の脳外科手術と同様に頚椎および硬膜内脊髄病変、さらには腰椎椎間板ヘルニアに対するMicro-Love法で発展してきた。1990年代後半になると顕微鏡接眼レンズの対面鏡（Duo system）の登場により4 hands techniqueが可能となった。腹臥位手術が脊椎脊髄手術の多くを占めるため、Duoはeye-hand coordination（EHC）の最も効率のよい教育であり、次世代術者の育成に多大な貢献をしてきた[1-3]。

また、他分野で発展を遂げてきた内視鏡技術も2000年頃から脊髄手術に徐々に導入されはじめ、Tubular retractorを使用したMicroendoscopic discectomy（dry field）[4]がFull Endoscopic discectomy（wet field）[5]へと変革した。とりわけ椎間板摘出術は、内視鏡によってKambin's triangleより椎間孔～硬膜外腹側病変へのアプローチ[6]を可能にし、顕微鏡では到達不可能な病変（腹側）の処置が可能となった。

また、国内では内視鏡補助下手術に対するニーズの高まりによって、EndoArm（オリンパスメディカルシステムズ）やUniArm（三鷹光器）といった内視鏡固定器具の開発も進んだ。

その後、内視鏡から発展したVITOM 2D（カールストルツ・エンドスコピー・ジャパン）の登場によって外視鏡視下モニター手術時代が幕を開け、光学機器の発展によって3次元に術野を観察できるVITOM 3Dが販売されるようになった。

脳神経外科領域で外視鏡視下手術の有用性が報告されているが、脊椎外科分野においてもその潮流は同じである[7]。他外科領域においてもMicro- and Macro-borderless Surgery（MMBS）である外視鏡の有用性が示されている[8]。

2. 脊椎疾患に対する顕微鏡と外視鏡手術の比較(表1)

2017年より筆者はVITOM 3DおよびORBEYE（オリンパスメディカルシステムズ）の使用機会に恵まれている。

VITOM 3Dは内視鏡併用との相性が良かったが、視野が直線的であり、傾けるTilt手技には改善を要すると判断した。また、硬膜

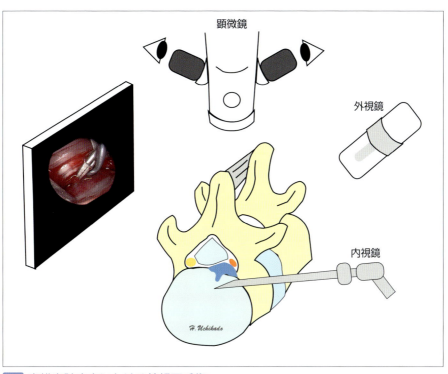

図1 脊椎脊髄疾患における鏡視下手術

> **Column**
>
> **MMBSとは？**
>
> Micro- and Macro-borderless surgery（MMBS）とは、脳神経外科領域の頭部外傷性疾患などではMacrosurgery（一部ルーペ、術者以外からの術野はよく見えない）、脳血管障害・脳腫瘍などはMicrosurgery（術者以外からはモニターを介して2Dで確認可能）が行われるように、他分野の外科領域も脊椎外科領域も、疾患に応じてmicroへの術中コンバージョンが課題であった。最新技術のhigh resolution（4K）three-dimensional（3D）video systemの登場により、MMBSが可能となった。MMBSは術者、助手や術場スタッフが術野の情報を3Dモニターで閲覧可能である。MMBSでは内視鏡、外視鏡手術が中心となる。

内操作を十分に実施するだけの解像度はなく、今後解決するべき課題と思われた。

今回、ORBEYEでの脊椎脊髄手術の36症例に対して、顕微鏡との使用感について比較検討（私見）した。手術内訳は頚椎前方手術6例、頚椎後方手術7例、大孔減圧術3例、胸椎除圧術2（1）例、腰椎除圧15（2）例、硬膜内腹側腫瘍3例で、手技は、①下ろすUprightが14例、②傾けるTiltが15例、③振り回すConeが7例であった。

結果は、全体を通して骨削除（白）や出血時（赤）のハレーションの問題があった。

手技別では、①Upright手技は顕微鏡と同様、違和感なく使用可能であり、術者と第一

表1 脊椎脊髄疾患に対する顕微鏡と外視鏡手術の比較

Methods	Upright	Tilt	Cone
Ergonomics		Exoscope	
Visualization	Microscope	Exoscope	Microscope
Education	Microscope	Exoscope	
Working space	Exoscope	Exoscope	Exoscope

助手以外の医師や見学者、paramedicalの教育には有利であった。しかし、細かい拡大視野では顕微鏡には及ばず、焦点深度の違和感が残った。よって、髄内腫瘍における使用は今後の改善を期待する。

②Tilt手技については、術者の肉体的疲労は軽減され、第一助手が時に横から入る3 hands techniqueになることもあった。Duoにも手術台を回転することなく、対面モニターで4 hands technique（EHC）が可能であり、術者育成にも有効であった。

③Cone手技についてはデジタルズーム焦点のタイムラグが発生したため、皮膚切開を延ばしてCone手技からUpright手技に変更して対応した。Scopingについては今後改善を要する[8]。術者としては、術中のモニター画像には特に違和感はなかったが、2Dの動画記録画像は、顕微鏡などの光学系とは異なり若干の違和感は残った。いずれにしても術者もEHCの訓練と取得は必要である。

3. 脊椎脊髄疾患に対する外視鏡手術の利点

外視鏡手術の主な利点を以下に挙げる。

1）Heads-up monitor surgeryは術者の疲労を軽減する。

2）鏡筒が小さいため、術者・患者の体位を変えずに自由な角度から手術が可能である。

3）顕微鏡より焦点距離が長く、ワーキングスペースが取れる。

脊椎脊髄疾患での外視鏡手術で最も威力を発揮するのはTilt手技である。患者の体位を変えずに鏡筒を傾けることで手術ができるため、褥瘡予防の観点からも有用である。

具体的な疾患を挙げると、頸胸椎部の硬膜内髄外腫瘍が脊髄腹側に存在する場合、顕

Pitfall

脊椎脊髄疾患に対する外視鏡手術
1）デジタルズームによる高倍率画像は繊細さを欠く。
2）鏡筒のscopingへの対応が必要である。
3）各手技における、サブモニター配置の工夫を要する。

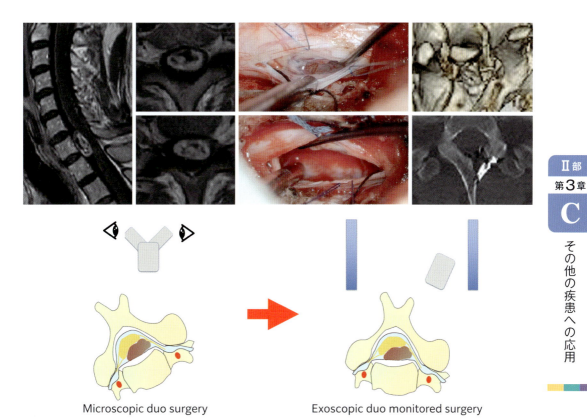

図2 脊椎脊髄疾患に対する外視鏡手術
46歳男性。C7-T1神経鞘腫（腹側腫瘍）に対するORBEYEでの手術。

微鏡手術の際は手術台を傾け、顕微鏡ではuprightで入れる必要があった。しかし、外視鏡の登場によって、手術台を傾けることをせずとも、鏡筒を傾けるだけでTiltで入れることができ、モニターはDuoでといった利点がもたらされた（**図2**）。高倍率にした際のモニター解像度の問題はあるにしても（今後改善されていくであろう）、こういった利点は大きい。いずれにしても首や腰などに負担のかかる体勢を取らずに手術可能であるため、術者への身体疲労は軽減される。

教育面では、顕微鏡と同等のDuo monitored surgeryを心がけることが大事である。

4. 本邦における外視鏡機器の比較

本邦で使用可能な外視鏡機器には内視鏡発展型のVITOM 3D、顕微鏡発展型のKINEVO（カールツァイスメディテック）、ARveo（ライカマクロシステムズ、※筆者は使用したことがないため今回は割愛する）ならびに両者の中間に属するORBEYEおよびHawkSight（三鷹光器）がある。各機器のスペックを**表2**に示す。

これらの比較について述べる。

1）鏡筒の大きさについては内視鏡発展型が小ぶりで有利、付随してドレーピングや移

表2 本邦における主な外視鏡機器の比較

VITOM 3D (KARL STRTZ)	ORBEYE (OLYMPUS SONY)	HawkSight (MITAKA)	KINEVO 900 (KARL ZEISS)
Joy stick [UniArm] (Foot pedal)	Scoping / EndoArm (Foot pedal)	Handling / Clunk arm (Foot pedal)	Handling / Robotics (Foot pedal)
4K3D stereo CMOS image sensor digital zoom (8〜30×)	4K3D video (1:6) 2 CMOS sensor digital zoom (1:2)	4K3D video (1:8) 4 CMOS sensor digital zoom (1:2.5)	4K3D (1:6) Optic / 3 CMOS sensor digital zoom (0.4〜2.4×)
20〜50cm	22〜55cm	20〜100cm	20〜62cm
-	ICG 5-ALA	ICG / overlay 5-ALA	ICG / overlay 5-ALA
+ Endoscope	-	-	QEVO (45°) / Navigation

動も簡便である。しかし、鏡筒の位置合わせには慣れを要する。

　2）顕微鏡発展型は鏡筒は大きくなるが、ハンドリング面では手術用顕微鏡から移行しても違和感がない。この点は先述のCone手技における欠点の克服になり得る。

　3）内視鏡発展型外視鏡の鏡筒の固定は、VITOM 3Dは専用の固定具および先述のUniArmに接続可能で、手元のJoy-stick操作が可能である。ORBEYEはEndoArmのように自由な操作感である。

　4）全機種でフットペダル操作が可能である。

　5）現時点でVITOM 3Dのみがインドシアニングリーン（Indocyanine green：ICG）や5-アミノレブリン酸（5-Aminolevulinic Acid：5-ALA）の蛍光診断に対応していないが、今後の対応が期待される。またHawkSightのoverlay機能は興味深い。

　6）内視鏡補助の対応はKINEVO、内視鏡補助と全内視鏡手術（Full-Endoscopic Spine Surgery：FESS）との併用はVIROM 3Dが有している。

　7）焦点距離はHawkSightが群を抜いて長く、100cmまで対応できる。他機種は60cm未満であり、対面モニター下やIVR（Interventional Radiology）との併用手術では工夫を要していたが、教育面でDuo surgeryとして克服可能である。

　8）鏡筒のTiltingについては真横からの挿入はORBEYEとHawkSight（特にclunk armの操作感は抜群で、オーバーヘッドでの使用感は有利である）のみ実用可能である。デジタルズームと光学ズームには術者の慣れが必要であるため、データおよび臨床経験の蓄積が必要である[8]。デジタルズームでのハレーションは克服されつつあり[9]、最も手術難易度が高い脊髄髄内腫瘍に対応できるぐら

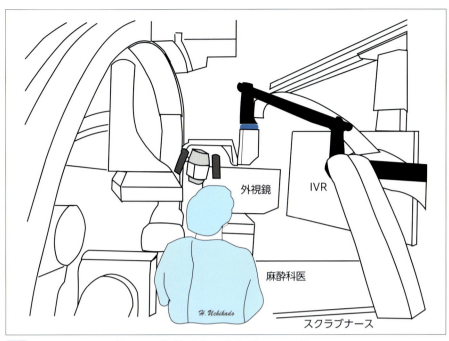

図3 脊椎脊髄疾患に対する外視鏡手術の今後（イメージ）

いまでデジタル画像化技術が光学系に追いつけば、多くの外科医が外視鏡手術へ移行できるだろう。

いずれにしても、高額医療機器（顕微鏡とのオールインワンモデル＞外視鏡）であるため、各々の施設における外視鏡の役割を明確に打ち出して選定を行うべきである。

5. 脊椎脊髄疾患に対する外視鏡手術の役割と今後（図3）

脊椎分野で補助下内視鏡手術は注目されており、単独FESSは今後ますます需要が高まるであろう。FESSはあくまでも椎間板内療法の延長であることを肝に銘じて、手術治療に臨むべきである。

今後いくつもの手術がRobotic surgeryへ移行することは避け難い。O-arm（日本メドトロニック）やNavigationなど様々な術中支援機器（Image guided surgery）を用いたIVRがある中で、Biplane angiography装置（B-angio）やCone beam CTを持ち合わせている[10] 脳神経外科の施設においては、これらのIVRは脊椎外科領域においても非常に有用である。例えばC-armを用

Tips

HawkSightによるPitfallの改善点

1) 術野の焦点深度を改善するためのスウィッチ調節機構。
2) 鏡筒のClunk armによるhandling操作。
3) 100cmと広いワーキングスペースによって、オーバーヘッドでのMMBSでのカメラ設置でサブモニターが対面可能。

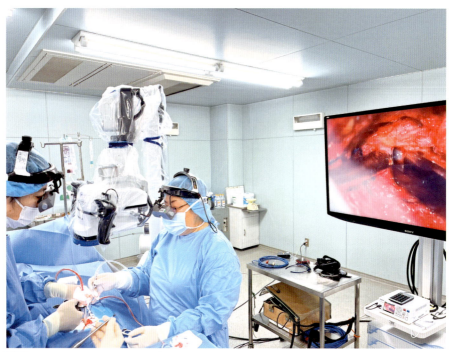

図4 ヘッドマウントディスプレイを用いた手術

いての脊椎固定術からB-angioを用いた固定術への移行などは理にかなっている。IVRと神経除圧術併用のために、鏡筒の小さな外視鏡手術とのコラボレーションは今後の主流となり得る。

Duo monitored surgeryの欠点として、鏡筒の傾きに合わせて術者と助手がモニターを傾ける必要があったが、それを補うためのヘッドマウントディスプレイ（FASE 3D View Vision for Surgical H・M・D）が、術者育成にも非常に有益である（図4）。筆者は、3D View Vision for Surgical H・M・Dによって、HawkSightの特徴である「絞り」機能が活かされ、NeuroFiberを忠実に再現できたことに感銘を受けた。今後、最も困難な脊髄髄内腫瘍への応用も可能であると確信している。

Take home message

1. 脊椎脊髄疾患での顕微鏡、外視鏡、内視鏡それぞれの特性を十分理解し、選定する。
2. 多くの症例で外視鏡下手術が可能となってきたが、顕微鏡（髄内腫瘍など）や内視鏡（腰椎椎間板ヘルニアなど）手術のほうが適している疾患がいまだ存在する。
3. MMBSの技術革新とIVRとのコラボレーションが肝要である。

参考文献

1) Stein MN, et al: Early surgical education of residents is safe for lumbar disc surgery. Acta Neurochir (Wien) 156: 1205-14, 2014
2) Stein MN, et al: Anterior cervical discectomy and fusion: is surgical education safe? Acta Neurochir (Wien) 157: 1396-404, 2015
3) Joswig H, et al: Microscopic lumbar spinal decompression: is surgical safe? Acta Neurochir (Wien) 158: 357-66, 2016
4) Foley KT, et al: Microendoscopic discectomy. Tech Neurosurg 3: 301-7, 1997
5) Ruetten S, et al: Full-endoscopic interlaminar and transforaminal lumbar discectomy versus conventional microsurgical technique: a prospective, randomized, controlled study. Spine (Phila Pa 1976) 33: 931-9, 2008
6) Uchikado H, et al: Micro-anatomical structures of the lumbar intervertebral foramen for full-endoscopic spine surgery: review of the literatures. J Spine Surg 6: 405-14, 2020
7) Burkhardt BW, et al: 3D-exoscopic visualization using the VITOM-3D in cranial and spinal neurosurgery. What are the limitations? Clin Neurol Neurosurg 198: 106101, 2020
8) Yagi S, et al: Micro-and macro-borderless surgery using newly developed highresolution (4K) three-dimensional video system. PLOS ONE 16: e0250559, 2021
9) Rosler J, et al: Clinical implementation of a 3D4K-exoscope (Orbeye) in microneurosurgery. Neurosurgery Rev 45: 627-35, 2022
10) Tu TH, et al: Comparison of intraoperative cone-beam CT versus preoperative fan-beam CT for navigayed surgery: a prospective randomized study. J Neurosurg Spine 40: 240-70, 2023

II部−第3章 疾患別の治療

C その他の疾患への応用
3) 外傷における外視鏡の役割

日本赤十字社愛知医療センター名古屋第二病院脳内視鏡センター／脳神経外科　**永谷 哲也**

1. はじめに

　外傷に対する外視鏡手術の報告は、現状では散見される程度である[1, 2]。これらはいずれも急性・亜急性硬膜下血腫、難治性慢性硬膜下血腫に対する小開頭手術による外視鏡使用例である。Fujimotoらは、難治性慢性硬膜下血腫に対して局麻下に小開頭下で小型の外視鏡(VITOM 3D〔カールストルツ・エンドスコピー・ジャパン〕)を用いて良好な結果を得ている。内視鏡は不意な患者の体動により脳損傷の危険性があるが、彼らは外視鏡の利点の一つとしてこの危険性を避けられることを挙げている。外視鏡は顕微鏡、内視鏡と同等、あるいはこれらを補完する観察機器として期待されるため今後、こうした利点を生かしつつ外傷に対する使用頻度も増加するものと考えられる。

2. 外傷性髄液漏とは

　髄液漏、特に髄液鼻漏は外傷性と非外傷性に分かれ、非外傷性髄液鼻漏の原因には腫瘍、腫瘍性病変の頭蓋底浸潤、先天性、特発性に分けられる[3]。特に、外傷性髄液漏は頭蓋底骨折を含み比較的広範な範囲の再建を要するため、これまで術式としては両側前頭開頭による多層再建術が基本であった[4]。しかし、近年耳鼻科、頭頸部外科を中心に、有茎中隔粘膜皮弁を用いた経鼻的アプローチによる再建術の開頭術に対する優位性を、侵襲面だけでなく治療成績を含めた形で示す報告が増加している[3, 5, 6]。

　外傷性髄液漏に関して、頭部外傷全体で見ると6〜12％に頭蓋骨骨折を認め、その20％に頭蓋底骨折を認めるという。そして、頭蓋底骨折の12〜30％に髄液漏を発症するが、80〜90％は自然停止すると報告されている[6]。したがって、外傷性髄液漏の治療方針としては安静や髄液ドレナージ等保存的治療を初期治療として、収束しない場合には頭蓋底修復術を行うという流れを基本方針として差支えないであろう。

　本項では、広範な頭蓋底骨折を伴った外傷性髄液漏に対する頭蓋底修復術として、外視鏡を用いた経頭蓋アプローチと内視鏡を用いた経鼻アプローチを同時に併用した開頭経鼻同時手術を提示する。

3. 広範頭蓋底骨折に伴う髄液漏に対する前頭蓋底再建術（外視鏡・内視鏡同時併用手術）

近年、耳鼻科領域の悪性腫瘍に対する複数科合同手術や、髄膜腫に対する低侵襲開頭術に対して外視鏡と内視鏡を併用する術式が報告されている[7,8]。このほか、腫瘍性病変以外にも、微小神経血管減圧術[9]、脳動脈瘤クリッピング術[10]等、血管病変に対して外視鏡、内視鏡の併用手術が報告されている。

Tips

髄液漏を伴う広範な前頭蓋底骨折の修復に対する術式の決定は難しいとされる[11]。開頭単独、経鼻単独あるいは開頭経鼻同時の選択のみならず有茎皮弁を使うか、遊離皮弁のみでの再建とするか等、術前の入念な検討を要する症例も少なくない。

基本的概念としては、多層再建と可及的広範囲で血流の十分期待できる有茎皮弁を置くことが重要と考える。前頭骨膜皮弁のカバーできる範囲は蝶形骨平面手前までであり、蝶形骨まで及ぶような広範囲の骨折に対しては開頭経鼻同時手術をためらうべきではないと考える。また手術のタイミングに関して、外傷性髄液漏の自然治癒率は統計的には低くはないものの待機群での髄膜炎発症のリスクが高まること、また予防的抗菌薬投与は有用でないことが示されている[11]ことから考えると、特にClass Ⅲのような広範かつ複雑な骨折を伴う場合は髄液漏の診断が確立され次第、修復へ向けて迅速に準備を進めることが肝要であろう。

一方、髄液漏を伴う頭蓋底骨折に対してArcherらは重症度をClass ⅠからⅢの3段階に分類し、Classに応じた修復法を提唱している[11]。この分類によると、最も重症なClass Ⅲは骨折が蝶形骨や蝶形骨洞に達するものを指し、髄液漏が継続する場合は経鼻的アプローチによる有茎中隔粘膜皮弁を用いた再建を考慮するとしている。

本項で提示する症例はClass Ⅲに分類され、骨折線が前頭骨から蝶形骨平面に達し広範な硬膜欠損も伴うと考えられたため、修復には経頭蓋側と経鼻側の双方のアプローチを用いた。

4. 症例提示

症例：64歳男性、転落外傷。

診断：＃1. 右前頭葉脳挫傷、＃2. 右急性硬膜下血腫、＃3. 外傷性くも膜下出血、＃4. 前頭骨・側頭骨骨折、頭蓋底骨折、眼窩底骨折、＃5. 四肢多発骨折。

現病歴：3階建ての屋根裏で作業中に誤って転落し頭部、全身四肢を受傷し救急搬送された。来院時意識レベルはGCS 14点、明らかな左右差のある麻痺を認めず。頭部CTで右前頭葉脳挫傷・前頭蓋底～蝶形骨平面・鞍結節に及ぶ骨折を認め、ICU入室保存的治療を開始した。

治療経過：ICU入室後、第2病日のCTにて右前頭葉脳挫傷の血腫増大、周囲浮腫、midline shiftの増悪を認めたため、緊急開頭減圧血腫除去術を施行した（図1A、B）。術後血腫は除去され（図1C）、midline shiftも改善したが、その後第5病日より髄液鼻漏が出現したため初期治療として安静で

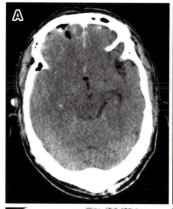
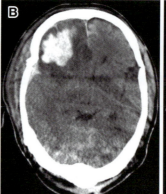
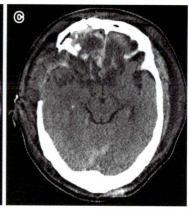
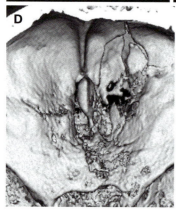

図1 術前画像（1）
入院時CT（A）および第2病日CT（B）。右前頭葉脳内血腫の増大のため開頭血腫除去術を施行した（C）。3DCTでは前頭骨から篩板、蝶形骨平面に及ぶ骨折線を認める（D）。

対応した。しかし髄液漏の停止が得られず、第12病日に髄液漏根治術として経鼻開頭同時アプローチによる前頭蓋底修復術を施行した。術後、髄液漏は停止、併発している四肢多発骨折の治療およびリハビリを施行、右前頭葉の脳挫傷に起因する高次機能障害を残し、約8週間の経過でリハビリ専門病院へ転院した。

術式：以下の3点から、外視鏡下経頭蓋アプローチと内視鏡下経鼻アプローチを同時に用いて実施した。

1. 前頭蓋底腹側から背側かけて長い骨折線を認める（図1D、図2）。
2. 広範な骨欠損、硬膜欠損を生じるため可能な限り強固な再建が必要。
3. 髄液漏の責任部位が特定できない。

セッティング：体位は仰臥位、背板を15°程挙上、頭部はほぼ水平位で固定した。皮切は前回の頭蓋内血腫除去術に用いた右前頭側頭開頭の皮切を両側前頭開頭が可能な形で左側方に延長する（図3A）。

使用機材：開頭側にはVITOM（図3B、C）を、経鼻側にはEndoArm（オリンパスメディカルシステムズ）を用い、VITOMはUniArm（三鷹光器）で固定、セッティングに関しては頭蓋側と経鼻側の両チームの操作に支障が生じないよう、外視鏡・内視鏡固定具は患者右上に設置し、モニターはそれぞれの術者のほぼ対面になるように設定する（図3D）。

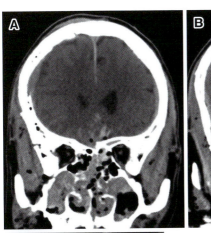
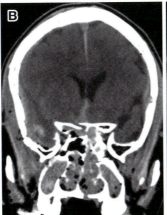
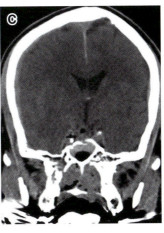
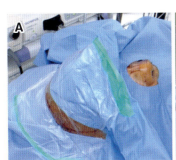

図2 術前画像（2）
入院時CT冠状断（A、B、C）、矢状断（D）。前頭蓋底正中に変位を伴う骨折線を認める。

Ⅱ部 第3章 C その他の疾患への応用

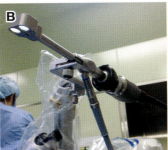
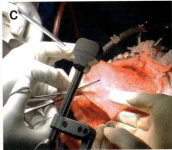

図3 セッティング・デザイン（その1）
ドレーピング（A）と固定具Uni Armに装着した外視鏡VITOM 2D（B、C）。

155

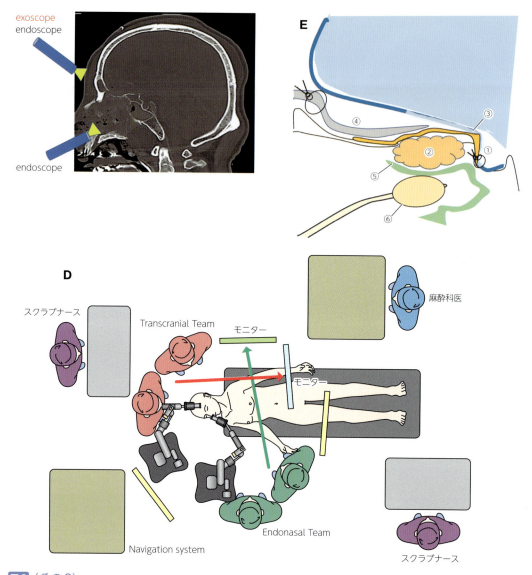

図3（その2）
セッティングのシェーマ（D）および修復のシェーマ（E）と手順を示す。①硬膜縫合、②脂肪補填、③大腿筋膜による被覆と固定、④前頭骨膜皮弁による前頭蓋底の被覆、⑤有茎中隔粘膜皮弁による脂肪の被覆、⑥蝶形骨洞バルーンによる固定。

A）手術の実際

　修復のデザインは、開頭側による骨膜皮弁と経鼻側による有茎中隔粘膜皮弁の2つの有茎皮弁を軸に多層再建術を計画（図3E）、開頭、経鼻両チームが同時に執刀を開始する。

　開頭側は前頭骨膜皮弁を起こし両側前頭開頭を行い、硬膜外に前頭蓋底の骨折部を露出、経鼻側は十分な大きさの有茎中隔皮弁を採取した後に篩骨洞、蝶形洞を開窓し、前頭蓋底から蝶形骨の骨折部を確認した後に、両チームが協力し骨折線周囲の骨片を篩板を含め可及的に切除する（図4A〜C）。広範な硬膜欠損を認め（図4D）、可及的に硬膜の

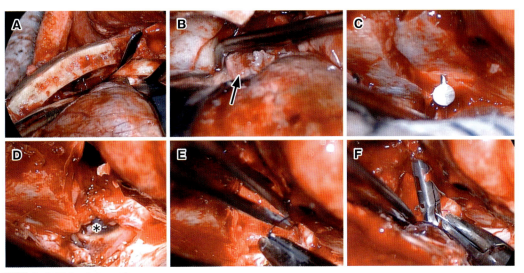

図4 術中画像（その1）
前頭開頭後、硬膜外に剥離を進め骨折線に沿って骨片を除去（A〜C）すると大きな硬膜欠損が確認される（D）。また、視神経も観察される（＊）。経鼻側からの縫合針の受け渡しが硬膜の縫合に有用である（E、F）。

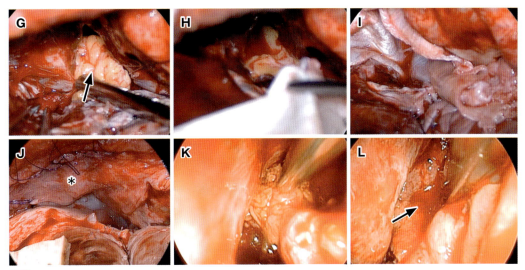

図4（その2）
次いで、腹部より採取した脂肪を補填し（G、矢印）、大腿筋膜で被覆、数針で固定する（H、I）。最後に前頭骨骨膜皮弁（＊）を重ね（J）、閉頭する。経鼻側は補填された脂肪の位置を調整し（K）、有茎中隔粘膜皮弁で固定する（L、矢印）。

Column

　非外傷例での鼻腔由来の浸潤性病変に対する開頭経鼻同時手術を用いた前頭蓋底修復術の報告は散見され、外視鏡の有用性が報告されている[12, 13]。本術式は開頭側を顕微鏡で行っても当然可能であるが、同時に経鼻手術を行う点を考慮するとVITOMのようなコンパクトな外視鏡は機動性、取り回し等から有用といえよう。また、外視鏡はその導入時よりモニター下の手術の利点として教育的有用性も示されている[14]。これは、外視鏡手術に関する一般論として賛同できる点である。

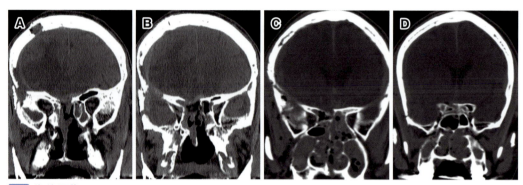

図5 術後画像
術後は骨片の除去と前頭蓋底の修復が良好になされている（A〜D）。

断端同士を縫合していくが、このとき、外視鏡の良好な視認性に加え経鼻側からの針の受け渡しの支援を得て確実な操作が可能となる（図4E、F）。硬膜欠損部には外視鏡下に腹部から採取した脂肪片（図4G）、次いで大腿筋膜を補填、可及的に周囲の硬膜と縫合固定、最後に前頭骨膜皮弁を前頭洞から前頭蓋底に敷きフィブリン糊で固定、閉頭する（図4H〜J）。経鼻側からは同時に開頭側から補填された脂肪片の位置を修正し有茎中隔粘膜皮弁で覆い蝶形骨洞バルーンで固定する（図4K、L）。術後1週間のCTでは骨折周囲の骨弁は除去され、良好な修復を認める（図5）。

Pitfall

　トルコ鞍周囲は前後の海綿間静脈洞（intercovernous sinus）や斜台周囲の脳底静脈叢が発達しており、大きな静脈出血に注意が必要である。このため背板は15〜20°ほど挙上し、これらの周囲では不用意に骨弁を除去することを避け、止血材料を十分用意しておくことが大切である。

Pitfall

　頭皮の外傷が広範囲の場合、前頭骨膜皮弁だけでなく側方から側頭筋膜を皮弁として用いることも可能である。しかし、術後の整容面での問題と、あまり広範囲に皮弁を採取すると長期には血液還流障害から創部の離開、頭皮の菲薄化、壊死等、問題が生じることも念頭に置かなければならない。また、手術の回数を重ねることで皮切が延長、複雑になり頭皮に対する血流障害のリスクを高める結果となる。このことからも、外傷性髄液漏の手術は1回で根治に持っていくよう心がけたい。

Take home message

1 外傷性髄液漏に対する前頭蓋底修復術は有茎皮弁を用いた多層再建が基本である。

2 蝶形骨まで及ぶ広範な骨折を含む症例では開頭経鼻同時手術が有効である。

3 外視鏡は外傷に対しても有用性が高い。

参考文献

1) Fujimoto T, et al: Surgery for a Refractory Chronic Subdural Hematoma Using an Exoscope. A Technical Case Report. No Shinkei Geka 47: 429-34, 2019
2) Khalessi AA, et al: First-in-Man Clinical Experience Using a High-Definition 3-Dimensional Exoscope System for Microneurosurgery. Operative Neurosurgery 16: 717-25, 2019
3) Minami K, et al: A Case of Transnasal Endoscopic Repair for Traumatic Cerebrospinal Fluid Rhinorrhea after Multiple Cranial Surgeries. 日鼻誌 57: 46-52, 2018
4) Gök A, et al: Three-layer reconstruction with fascia lata and vascularized pericranium for anterior skull base defects. Acta Neurochir (Wien) 146: 53-5, 2004
5) Racette A, et al: Anterior skull base reconstruction. Otolaryngol Clin N Am 56: 727-39, 2023
6) Sheth MK, et al: Endoscopic endonasal approaches for reconstruction of traumatic anterior skull base fractures and associated cerebrospinal fistulas. Patient series. J Neurosurg Case Lessons 3: CASE2214, 2022
7) Iwami K, et al: Combined Exoscopic and Endoscopic Technique for Craniofacial Resection. Curr Oncol 28: 3945-58, 2021
8) Watanabe T, et al: Combined Exoscopic and Endoscopic Two-Step Keyhole Approach for Intracranial Meningiomas. Curr Oncol 29: 5370-82, 2022
9) Nagata Y, et al: The Multiscope Technique for Microvascular Decompression. World Neurosurg 103: 310-4, 2017
10) Cho J: Multiscope Technique Combining an Endoscope and Exoscope for Neck Clipping of Cerebral Aneurysms. World Neurosurg 177: 62-6, 2023
11) Archer JB, et al: Extensive traumatic anterior skull base fractures with cerebrospinal fluid leak. Classification and repair techniques using combined vascularized tissue flaps. J Neurosurg 124: 647-56, 2016
12) Makihara S: Pneumocephalus with Inverted Papilloma in the Frontoethmoidal Sinus. Case Report and Literature Review. Acta Med Okayama 78: 337-43, 2024
13) Kato N, et al: Three-Step Anterior Skull Base Reconstruction Technique for Invasive Aspergillosis. 2-Dimensional Operative Video. Operative Neurosurgery 00: 1-2, 2024
14) Ricciardi L, et al: The Exoscope in Neurosurgery. An Innovative "Point of View". A Systematic Review of the Technical, Surgical, and Educational Aspects. World Neurosurg 124: 136-44, 2019

Ⅱ部−第3章 疾患別の治療

C その他の疾患への応用
4）小児脳神経外科における外視鏡の役割

大阪大学大学院医学系研究科脳神経外科学　平山 龍一／横田 千里／貴島 晴彦

1. はじめに

　小児脳神経外科領域では、小児特有の疾患を対象とする手術治療が行われている。本領域の特徴は、患者の体格が成人に比べ小さいこと、成人では見られない小児特有の疾患群を扱うことである。このような特徴を持つ小児脳神経外科領域での外視鏡の役割を、その有用性の観点から述べる。

2. 外視鏡がもたらす価値

　外視鏡の有用性については近年、様々な文献においてその根拠とともに語られている。これらは、疾病に対する有効性を主眼としたものではなく、顕微鏡の接眼レンズから術者の頭部を解放した、いわゆる「Heads-up surgery」として「術者」の体勢や肢位にかかる負担（疲労）軽減[1,2]や、視軸の自由度の高さがあるものとして記述される。これらは「Usability」という価値として捉えられ、その有用性の根拠として語られている[3]。

　外視鏡がもたらす新たな価値は、患者に向けられたものではなく術者に向けられた「使いやすさ」にあることを示しているといえる。

3. 各 論

　ここから、実践書の目的である標準的な外視鏡の使用状況についての各論を疾患分野ごとに述べる。

　外視鏡を用いる場合、光学式顕微鏡手術と異なる作業環境を整備する必要がある。このため、本項での記載内容は、手術室における機器の配置や使用に際しての注意点が主なものとなる。

　当施設ではオリンパスメディカルシステムズ社製「ORBEYE」を使用しており、本機器の使用を前提とした内容であることにも留意いただきたい。

　小児脳神経外科分野で顕微手術が用いられる領域として「先天性疾患」「腫瘍」「機能脳神経外科」「血管障害」の4領域についてそれぞれ解説する。

A）先天性疾患

　顕微手術を要する先天性疾患の一例として、脊髄髄膜瘤、脊髄脂肪腫を含む二分脊椎が挙げられる。これら小児の二分脊椎手術への外視鏡の使用について説明する。

　成人の脊椎脊髄手術と同様に術者と助手は腹臥位の患者を挟み正対する。助手の背後に術者用モニターが配置される。このため術者

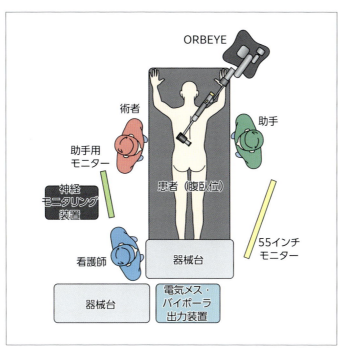

図1 小児脊髄手術における外視鏡配置例

の背側に助手専用のモニターが必要となる。当施設では助手用の小型モニターを使用しているが、術者用モニターより小さいため助手の作業環境として決して理想的だとはいえず、助手用モニターとして術者用と同サイズ同性能（55インチ）モニターの使用が望ましい。

術者と助手は正対するため、術者と助手がそれぞれのモニターの妨げにならないよう配慮する必要がある（図1）。

本領域における外視鏡の利点として、その視軸の自由度の高さを利用し、脊柱管の長軸方向と平行に近い視軸での観察および手術操作が可能であることが挙げられる。

これにより、ある程度の頭尾側方向の硬膜管内の観察が可能となる（脊柱管の屈曲や変形により観察可能な範囲は一定ではない）。この利点を活用することで、硬膜が展開されていない範囲での脊柱管内の観察および操作がある程度可能となる。

B）腫　瘍

小児期に発生する脳腫瘍の組織型の内訳は成人のそれとは異なるが、腫瘍の局在や発生母地に応じて定型的なアプローチを採用することになり、体位や開頭範囲がおおむね自然と決まる。顕微手術を要する小児脳腫瘍に、髄芽腫や上衣腫をはじめとする、第四脳室内腫瘍が挙げられる。これらの手術における外視鏡の使用法について説明する。

後頭蓋窩（あるいは後頭部から前方に向かう視軸を要する）手術では、術者は患者の背中側あるいは肩口に立ち、頭側方向を向いて頭蓋内操作を行うことが多い。このため、モニターは患者の頭側に配置する必要がある（図2）。

ORBEYE本体は患者を挟んで術者の反対

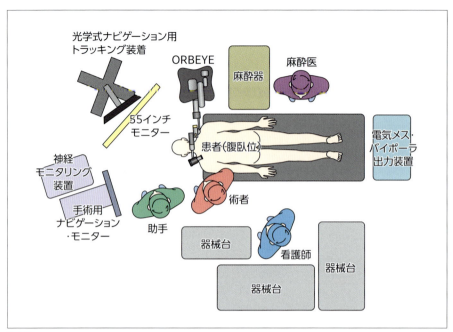

図2 小児後頭蓋腫瘍摘出における外視鏡配置例

側（麻酔器側）に設置することが多い。第四脳室内深部にアプローチする本手術ではナビゲーションシステムや、神経刺激装置、場合によって神経内視鏡を用いることがあり、手術室内の限られた空間を効率的に利用できる機器配置が求められる。

後頭蓋窩腫瘍、特に第四脳室内腫瘍の摘出では、患者を腹臥位とし、頚部を前屈挙上（いわゆるConcorde position）とする。先の「水平（に近い）視軸」を避ける、あるいは肩口の死角を避ける、術野を可能な限り浅くするなどの理由でこの頭部の前屈挙上を最大限行うことがよりよい術野の展開につながる。その一方で、過度の屈曲によるうっ血性合併症や気管チューブ狭窄による換気障害など注意すべき点があり、理想的な術野と体位に関連するリスクを勘案して最良の頭部固定位置を決定することになる。

Tips

最良の術野に近づける工夫

正中後頭下開頭で小脳テント方向に視軸を向ける際、患者の背中が視野の下限となる。この部分を最大限に活用できるようにするため、開創器は適当な大小サイズを組み合わせ、いずれも持ち手が視野の妨げとならないよう頭側に配置する。

次に、第四脳室内外側陥凹を視野に収めるため、小脳扁桃および延髄近傍の硬膜が十分展開される必要がある。大後頭孔外側の後頭骨を後頭顆近くまで削除する。ここで、外側陥凹観察時に視野（あるいは視軸）の下限となるのは後頚部の皮膚創縁となるが、頭蓋頚椎移行部硬膜の吊り上げ糸を創外の覆布に固定する際、やや強めの張力をかけると後頚部の皮膚創縁の高さを一段下げることが可能となる。これにより外側陥凹観察における視野の下限をさらに広げることができ、視軸の自由度が増す（図3）。

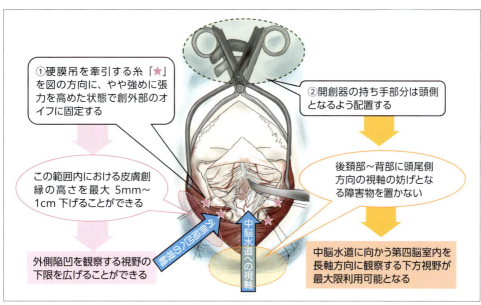

図3 正中後頭下開頭における有効視野を増やすコツ
正中後頭下開頭および第一頸椎椎弓削除がなされ、硬膜はY字に切開翻転され、右側小脳扁桃を脳べらで外側に牽引し延髄門部（Obex）近傍を展開した状態を示したもの。

Pitfall

ORBEYE本体の設置位置

ORBEYE本体の設置位置は機器全体のサイズや鏡筒の小ささ、これを支えるアームに備わる支持機構の自由度の高さにより、あらゆる位置に設置が可能であるが、注意点もある。

鏡筒の3次元的な動きは、鏡筒接続部の回転軸とこれを直接支えるアーム部の長軸方向の回転軸、さらには本体とアーム関節を含む複数の回転軸の連動に支えられている。これらのうちいずれかの運動軸で動きが阻害されることがあれば鏡筒の自在な可動性は失われる。

ORBEYE本体を術者の背中側に置き、術者の肩越しに術野に向けてアームを伸ばす術者を見かけることがある。この場合、術者の前方で鏡筒を動かす中で、鏡筒と鏡筒を支持するアームの長軸が平行状態となることがある（図4A）。この場合、アーム長軸の軸回転が鏡筒の動きに追従できなくなり、鏡筒を中心とする3次元的回転運動の連続性が失われることを認識しておく必要がある（図4B）。

C）機能脳神経外科

小児における機能的脳神経外科領域は主にてんかん外科である。

特に難治性てんかんに対する様々な外科的治療が行われているが、顕微手術を要するものとして、焦点切除術や脳梁離断術などの頭蓋内手術だけでなく、近年普及しつつある迷走神経刺激装置（Vagus nerve stimulation：VNS）留置術が挙げられる。ここでは、機能的脳神経外科手術の例として、難治性てんかんに対する脳梁離断術およ

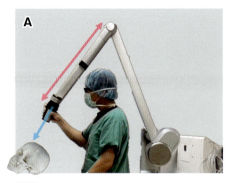
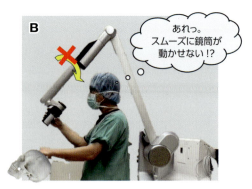

図4 ORBEYE本体の設置場所についての注意点

ORBEYE本体の設置場所により、鏡筒の自由な動きを妨げる場合がある。
A：鏡筒の視軸（→）と鏡筒を支持するアームの長軸（↔）が平行に近い状態となることがある。この状態では鏡筒の左右方向の動きが制限されることになる。
B：Bの状態の場合、アーム長軸の軸回転（⤴）が鏡筒の動きに追随できなくなり、鏡筒を中心とする3次元的回転運動の連続性が失われることになる。この状態では鏡筒の上下方向の動きが制限されることになる。

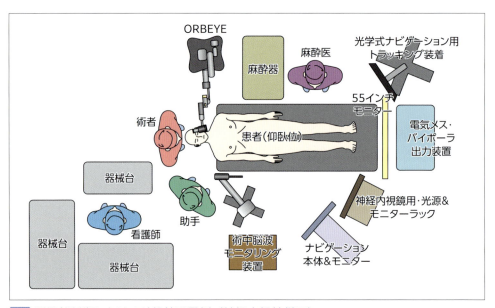

図5 脳梁離断術における外視鏡配置例（神経内視鏡併用）

びVNS留置術について手術室内の外視鏡およびモニターの配置を示す。

まず脳梁離断術における外視鏡をはじめとする必要機器の配置を図5に示す。

当施設では神経内視鏡を併用する場合があり、ナビゲーションシステムや、術中脳波記録装置、神経内視鏡システムなど多くの機器が見込まれるため、これらの配置には十分な配慮が必要である。

次に、VNS留置術についてであるが、本手術も定型的な手術であり、当施設では全例外視鏡を用いて行っている。VNS留置術における標準的な外視鏡とモニターの配置を図6に示す。

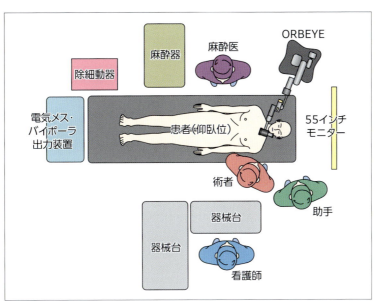

図6 迷走神経刺激装置留置術（VNS）における外視鏡配置

　当施設でてんかん外科を行う術者からは、脳梁離断や機能的半球離断など、視軸角の変化が大きい手術において外視鏡は有用であるという意見が多く寄せられている。外視鏡を用いたほうが、術中に神経内視鏡を併用する際に顕微鏡の鏡筒を移動させることなく内視鏡を術野内へ挿入しやすいという意見も聞かれる。

D）血管障害

　小児領域における顕微手術を要する血管障害の代表として、もやもや病等に対するバイパス手術が挙げられる。当施設においても直接および間接バイパスを行っており、外視鏡あるいは光学式顕微鏡いずれかを用いて行っている。

　直接バイパスを企図した血管吻合術では、脳の拍動による焦点調節、縫合結紮作業における適切な焦点や拡大倍率について随時調節が必要となる。これら術野内で必要とされる適切な作業視野をストレスなく得るためには、使用する機器の特性に合わせた顕微鏡操作について一定の習熟が必要である。

　当施設でバイパス手術を行う術者の評価は、焦点深度にかかる特性の違いを理由に外視鏡あるいは光学式顕微鏡のいずれかに好みは分かれる。しかし、いずれの術者も外視鏡によるバイパス手術は遂行可能であるという見解であった。

4．まとめ

　当施設における限られた外視鏡使用経験ではあるが、小児神経外科の各領域においても外視鏡でできない手術は（今のところ）存在しないと考える。また、外視鏡がもたらした「Heads-up surgery」は小児神経外科領域のみならず、あまねく顕微手術を行う術者に恩恵をもたらし得ると考える。

Take home message

1. 外視鏡（ORBEYE）により「Heads-up surgery」が可能となり、小児神経外科領域の顕微手術の多くに適性がある。
2. 水平に近い視軸を用いる手術や、視軸角を大きく動かす必要がある手術では、外視鏡を用いることで術者の身体的負担を軽減する。
3. もやもや病などの直接バイパス手術は外視鏡で実施可能であるが、焦点深度の調整を含め、慣れが必要である。

参考文献

1) Ahmad FI, et al: Application of the ORBEYE three-dimensional exoscope for microsurgical pro- cedures. Microsurgery 40: 468-72, 2020
2) 前田拓真：神経外視鏡による開頭クリッピング術の利点と課題. 脳卒中の外科 51: 397-404, 2023
3) Rösler J, et al: Clinical implementation of a 3D4K-exoscope（Orbeye）in microneurosurgery. Neurosurg. Rev 45: 627–35, 2022

II部 各論

第4章
始めよう、外視鏡手術

Ⅱ部-第4章 始めよう、外視鏡手術

A 膠芽腫の外視鏡手術
1）左小脳半球に生じた膠芽腫の一例：質問・反省点

浜松医科大学脳神経外科 **大石 知也**

1. 症例提示

A）症　例

47歳男性。約40年前に頭蓋咽頭腫に対して腫瘍摘出術および術後放射線治療が施行され、無再発で経過していた。1年ほど前から構音障害や失調が出現しはじめ、徐々に増悪してきたため前医を受診した。頭蓋内に腫瘍性病変を認め、手術加療のため当院へ紹介された。

B）現　症

意識は清明で四肢に明らかな麻痺や感覚障害はなかった。軽度の構音障害と錯語ならびに、左上下肢に軽度失調を認めた。

C）検査結果

頭部MRIで両側側頭葉先端部がFLAIRで高信号に変化し（図1A）、右側頭葉は一部造影効果を伴っていた。左小脳半球、左頭頂葉にもFLAIRで高信号を認めた（図1B、C）。小脳病変は拡散強調画像（DWI）で高信号であり（図1D）、淡い造影効果も伴っていた（図1E、F）。小脳病変は前医の紹介時より拡大傾向であった。

D）治療方針

側頭葉の病変は放射線治療の照射野内であるが、全経過を通して安定していたため、放射線治療後変化と判断した。左小脳、左頭頂葉の新規病変は画像所見・経過から悪性神経膠腫を疑った。これらの病変は照射野からは離れておりRadiation-induced gliomaの定義[1]には当てはまらなかった。鑑別疾患としては悪性リンパ腫、原発巣不明の転移性脳腫瘍を考えた。左小脳病変には新規の造影病変が出現し増大傾向も確認されたため、手術摘出の方針とした。

E）術中所見

手術当日朝に5-ALA（5-Aminolevulinic Acid）を内服投与した。全身麻酔下に患者を腹臥位にして頭部3点ピン固定した。皮膚切開は左側のhockey stick incisionとした。術者が患者の左側からアプローチできるように使用機器を配置した。外視鏡はORBEYE（オリンパスメディカルシステムズ）を使用した。

白線上をC2棘突起まで切開し、皮弁を左側に伸ばして後頭骨から後頭下筋群を剥離し頭蓋骨を露出して開頭を行った。頭側は横静脈洞の下縁が見える程度にドリルで骨の削除を追加した。硬膜を小切開し、腫瘍の外側

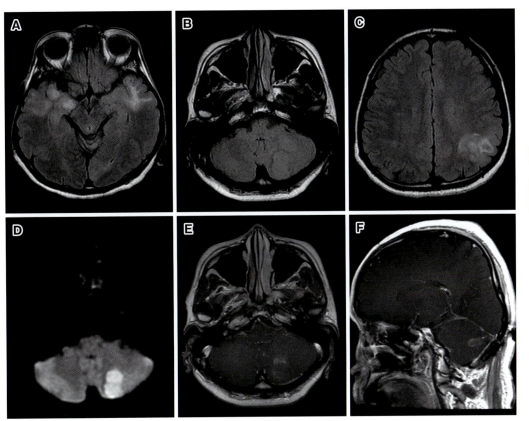

図1 術前画像
A-C：FLAIR、D：DWI、E：造影T1（水平断）、F：造影T1（矢状断）。

および尾側の境界としてロボティクスナビゲーション下にフェンスポストを挿入した（**図2A**)[2]。硬膜を切開し小脳を観察すると、Protoporphyrin IX（PPIX）の蛍光を認めた。脳表の静脈の間の脳をuncappingして腫瘍に到達した。内部はPPIXの強い蛍光を認めた。迅速病理検査結果はhigh grade gliomaであった。尾側から外側へ腫瘍と正常脳の境界をバイポーラで分け、吸引および超音波手術器で破砕しながら腫瘍を内減圧した（**図2B、C**）。腫瘍の内側も腫瘍を吸引しながら境界を出した。腫瘍の頭側および深部はPPIXの強い蛍光が見られなくなるまで吸引して摘出した（**図2D**）。PPIXの蛍光およびナビゲーションで十分に切除できていることを確認し、フェンスポストの抜去、止血を確認して閉頭を行い、終了とした。

F）術後経過

術後のMRIでは腫瘍が十分に摘出できていることを確認した（**図3**）。病理診断は、Glioblastoma, IDH-wildtype, CNS WHO Grade 4であった。術後はテモゾロミド併用化学放射線療法を施行し、その後テモゾロミド維持療法を続けている。術後1年ほど経過しているが、再発および増大は認めていない。

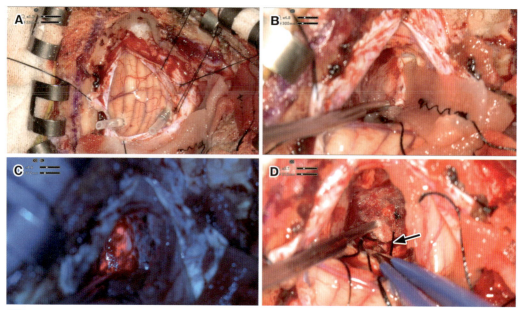

図2 術中所見
A：ロボティクスナビゲーション下にフェンスポストを挿入した。
B：腫瘍と白質の境界を吸引し腫瘍境界を作成した。
C：腫瘍はPP IXの強い蛍光を認めた。
D：腫瘍の外側はフェンスポスト先端（矢印）が確認できるまで摘出した。

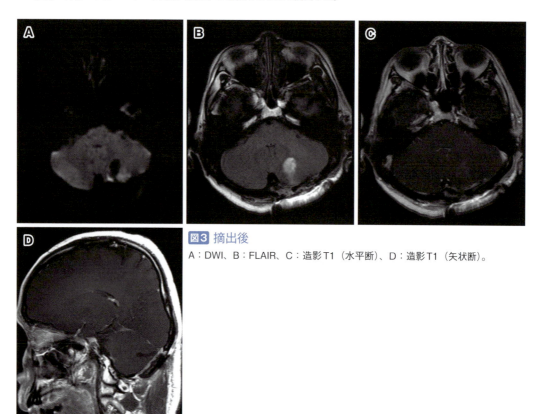

図3 摘出後
A：DWI、B：FLAIR、C：造影T1（水平断）、D：造影T1（矢状断）。

2. 本症例の治療に関して

本症例では、増大傾向であった小脳腫瘍に対する診断の確定と摘出を目的として手術を行いGlioblastomaの診断を得た。小脳にGlioblastomaが発生することは稀であるが[3]、手術戦略に関してはテント上と大きく変わらないと考える。

まず外側および尾側の摘出限界を定めるための目印として硬膜切開前にフェンスポストを挿入した。腫瘍は強いPPIXの蛍光を認め、PPIXの蛍光を指標に内減圧を行いながら白色光の視野で腫瘍の境界を決定していくことで腫瘍を摘出した。5-ALAを利用した蛍光誘導手術はhigh grade gliomaの摘出率向上と予後改善に寄与することが報告されている[4]。外視鏡を用いることで手術用顕微鏡に比べて、腫瘍の蛍光および周囲の組織の視認性が向上することが報告されている[5]。提示例でも外視鏡を使用することでPPIXの蛍光が視認しやすくなり、腫瘍摘出が円滑に進行した。

摘出操作（）に関して、エキスパートの視点から以下に関してご経験、ご意見をいただきたい。

1）質問1

本症例では腫瘍からのoozingによる出血が見られ、ベンシーツや洗浄を主に用いて止血を行った。しかし以前、別の症例で止血に時間がかかる場面があった。グリオーマ手術における止血のテクニックや注意点、工夫などがあれば教えていただきたい。

2）質問2

外視鏡手術中に、通常の視野において白質が白とびしてしまうことがあり、腫瘍と正常組織の境界が分かりにくくなることがある。このような場合にどのように対応すべきか教えていただきたい。

参考文献

1) Cahan WG, et al: Sarcoma arising in irradiated bone; report of 11 cases. Cancer 1: 3-29, 1948
2) Koizumi S, et al: A novel technique for fence-post tube placement in glioma using the robot-guided frameless neuronavigation technique under exoscope surgery: patient series. J Neurosurg Case Lessons 2: CASE21466, 2021
3) Kumaria A, et al: A common tumour in a rare location: a single centre case series of cerebellar glioblastoma. Br J Neurosurg 14: 1-6, 2024
4) Stummer W, et al: Fluorescence-guided surgery with 5-aminolevulinic acid for resection of malignant glioma: a randomized controlled multicentre phase III trial. Lancet Oncol 7: 392-401, 2006
5) Ikeda N, et al: The Characteristic of Light Sources and Fluorescence in the 3-Dimensional Digital Exoscope "ORBEYE" for 5-Aminolevulinic Acid-Induced Fluorescence-Guided Surgery Compared with a Conventional Microscope. World Neurosurg 167: e1268-74, 2022

Ⅱ部-第4章 始めよう、外視鏡手術

膠芽腫の外視鏡手術

2) グリオーマ手術における止血法と3D外視鏡システムにおけるテクスチャーの作り方：エキスパートからのアドバイス

浜松医科大学脳神経外科　**黒住 和彦**

1. 若手脳神経外科医からエキスパートへの質問

1) 質問1

本症例では腫瘍からのoozingによる出血が見られ、ベンシーツや洗浄を主に用いて止血を行った。しかし、以前、別の症例で止血に時間がかかる場面があった。グリオーマ手術における止血のテクニックや注意点、工夫などがあれば教えていただきたい。

2) 質問2

外視鏡手術中に、通常の視野において白質が白とびしてしまうことがあり、腫瘍と正常組織の境界が分かりにくくなることがある。このような場合にどのように対応すべきか教えていただきたい。

2. グリオーマ手術における止血のテクニックや注意点、工夫について

脳腫瘍手術において、十分な止血は予後を左右する重要な要素である。特にグリオーマ手術では、止血が困難な場合があり、再出血が患者の神経症状を悪化させ、再手術が必要になることがある。とりわけ、機能温存を目指した亜全摘術では、止血が難しいことが知られている[1]。

グリオーマ手術における止血には、以下のような様々なテクニックがある。これらのテクニックはグリオーマ手術以外の通常の開頭手術にも応用可能である。

A) ベンシーツ、綿片による圧迫止血

基本的な手技として、場面に応じて適切なベンシーツや綿片の大きさを選び、圧迫して止血する方法である。

▶WEB①：綿片による止血を行い、5-ALAの代謝物であるPP IXの蛍光を伴う腫瘍を摘出した。止血が難しい場合は、フィブリン糊付きのサージセルニューニットを追加することで止血効果が期待できる。

B) バイポーラによる止血

バイポーラによる止血は、動脈や静脈からの出血に対して行う基本的な手技である。血管が脆弱な場合には、出力を適切に調整しつつ、出血点を適度な圧力で慎重に把持し焼灼する必要がある。

▶WEB②：腫瘍内血管からの出血をバイ

ポーラで止血した。

C) サージセルボールによる止血

深部の静脈からの出血や通常の方法で止血できない場合に用いる方法である[2]。

▶WEB③：出血を吸引し、フィブリン糊を使用して固めたサージセルボールを用いて止血を行い、上から綿片で圧迫することで止血効果を高めた。

D) フロアブルトロンビン製剤による止血

最近では、フロアブルトロンビン製剤を使用して術野深部からの出血を止血することが容易になっている。

▶WEB④：Occipital tentorial approachにおいて、テント切開時に出血した際、長いアプリケーターを使用して止血を行った。

E) 静脈洞からの出血に対する止血

太い静脈洞からの出血には、フロアブルトロンビン製剤とサージセルニューニットを用いた圧迫止血が有効である。

▶WEB⑤：前頭開頭にてsuperior sagittal sinusからの出血をフロアブルトロンビン製剤とサージセルニューニットで止血し、さらに綿片で圧迫止血を行った。

これらの止血法を組み合わせることで、グリオーマ手術で遭遇しうる術後出血を回避する安全で有効な対策を講じることができる。

3. 3D外視鏡システムにおけるテクスチャーの作り方

外視鏡システムは、白色光視野で白質が白とびしやすく、腫瘍と正常組織の境界が分かりにくくなることがある。ここでは、3D外視鏡システムにおける術野映像のテクスチャーを改善する方法について述べる。

A) はじめに

3D外視鏡システムは脳神経外科手術において広く使用されており、顕微鏡や内視鏡と同様に脳神経外科診療で必要不可欠な機器になりつつある。3D外視鏡システムにより術者は快適な姿勢で手術を行い、疲労が軽減される。また、手術に参加する者全員に対して優れた3D視野を提供し、特に助手や見学者にとって教育上有益である[3]。最近ではロボットと併用することもある[4]。

技術の進歩により、3D外視鏡システムの画像は顕微鏡のテクスチャーに匹敵するレベルまで向上しているが、依然として改善が必要な部分もある（図1）。以下に、脳神経外科手術における各社の外視鏡システムのテクスチャーの違いとその作り方について述べる。

B) 患者と外視鏡システム

2020年5月から当院で55例の外視鏡手術を実施した（表）。対象は男性42例、女性13例で、年齢は15歳から94歳（平均52.8歳）であった。

使用した外視鏡システムは、顕微鏡タイプのKINEVO 900（カールツァイスメディテック）6例、ARveo（ライカマイクロシス

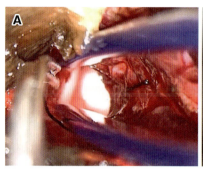

図1 第四脳室腫瘍手術時、第四脳室底が見えたところ
A：外視鏡により見た第四脳室底、B：顕微鏡により見た第四脳室底。

テムズ）3例、ORBEYE（オリンパスメディカルシステムズ）45例、VITOM 3D（カールストルツ・エンドスコピー・ジャパン）1例であった。これらを用いて外視鏡テクスチャーの違いとその作り方について検討した。

C）結　果

顕微鏡タイプの外視鏡（KINEVO 900やARveo）、は、顕微鏡として使用する際に再現性のあるテクスチャーが得られた。それが4Kモニター上に映し出された場合でも高い質感が確認された。また、ナビゲーションとのマイクロリンクを使用し、腫瘍やトラクトグラフィーなどの画像を統合することができた（図2）。

4K画質の外視鏡を使用することでより高いテクスチャーが得られた（図3）。

テクスチャーを高めるためには、以下の方法が有効であった。

- 鏡筒を自由に動かし、被写体に近づける。
- 適切な角度で光を当てる（図4）。
- カラーモードや色調調整により白とびを軽減させる（図5）。
- 焦点深度を調節することにより、奥行きのある画像を得る。

また、テクスチャーを追求するためには、

表 当院における外視鏡手術

手術	症例数
開頭腫瘍摘出術	31例
生検	11例
内頚動脈内膜剥離術	4例
経蝶形骨洞手術	2例
ドレナージ	2例
頭蓋形成術	1例
V-Pシャント	1例
デブリードメント	1例
気管切開	1例
その他	1例

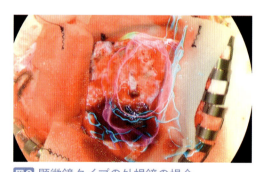

図2 顕微鏡タイプの外視鏡の場合
4Kモニター下で質感の高い画質が得られる。また、ナビゲーションとの連動も可能である。

出血を最小限に抑え、止血を行い、手術野をクリアに保つことが重要である。

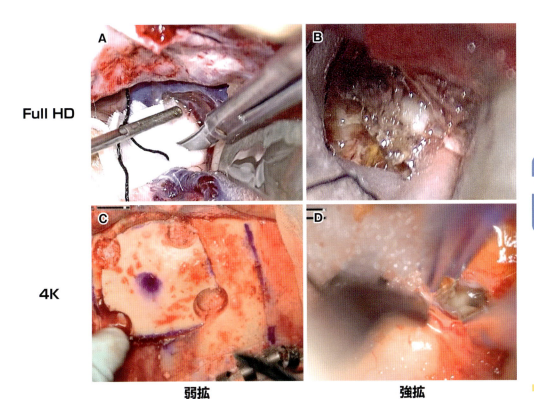

図3 外視鏡におけるFull HDと4Kの違い
A、B：Full HD外視鏡画像（弱拡、強拡）。
C、D：4K外視鏡画像（弱拡、強拡）。

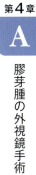

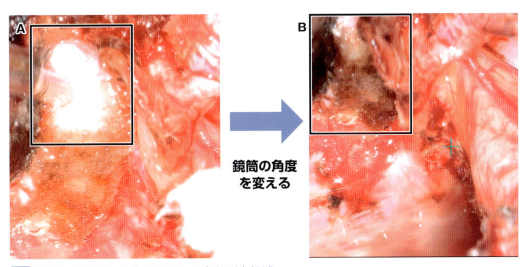

図4 適切な角度で光を当てることで白とびを軽減
A：嗅窩部に載せたサージセルの白とびが認められる。
B：鏡筒の角度を変えた後、白とびが軽減する。

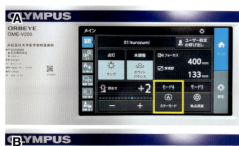
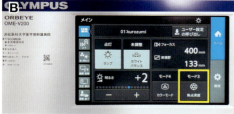

図5 カラーモードや色調調整による白とび軽減策
A：カラーモードの変更により、術野の色彩再現が可能。
- モード1：標準状態。
- モード2：モード1に対して、赤の彩度と明度を下げた色調。
- モード3：モード1に対して、赤の彩度を下げ、黄色の彩度を少し上げた色調。
- モード4：モード1に対して、赤の彩度を下げた色調。

B：焦点深度のモードを変えることで焦点深度を調整可能。モード1が浅く、モード5が深い。ただし、設定値を大きくすると焦点深度は深くなるが、観察画像の解像力が低下し、ノイズが目立つことがある。

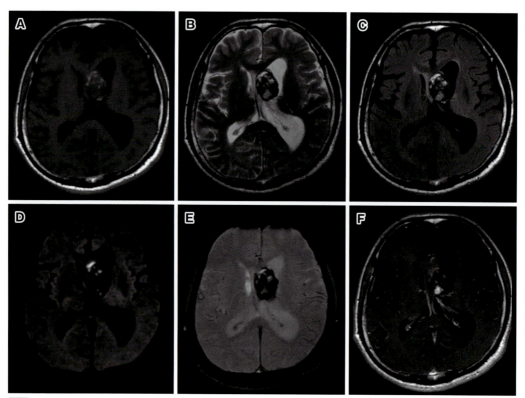

図6 左脳室内腫瘍
A：T1、B：T2、C：FLAIR、D：DWI、F：T2*、E：T1-Gd。

D）代表症例

73歳男性。左側脳室腫瘍（Subependymoma）。開頭腫瘍摘出手術で、ORBEYEを使用し高いテクスチャーを実現した。特に脳室内の深部操作時に違和感なく作業ができ、透明中隔開窓術の際に反対側の脳室がきれいに描出された（図6、7、▶WEB❻）。

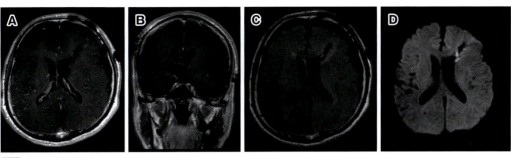

図7 術後MR
A：T1-Gd Ax、B：T1-Gd Cor、C：FLAIR、D：DWI。

E）まとめ

外視鏡システムによるテクスチャーの違いを検討した結果、顕微鏡タイプの外視鏡では高い再現性が確認された。さらに、外視鏡では4K画質がテクスチャーの向上に寄与することが示された。外視鏡システムを使用する際には、手術野の管理や光の当て方を工夫することで、顕微鏡に匹敵するテクスチャーを実現できる。

テクスチャーの再現性は外視鏡の種類や性能だけでなく、術者の技術や経験にも依存する。4K画質の導入により、より詳細なテクスチャーを再現できるが、適切な光の当て方やカラーモードの設定が不可欠である。今後は、各システムの特性や利点をさらに明らかにし、脳神経外科手術における外視鏡システムの選択や使用方法の最適化が進むことが期待される。

参考文献

1) Dobran M, et al: Haemostatic technique in malignant gliomas. Neurol Neurochir Pol 56: 499-502, 2022
2) Matsushima K, et al: [Bleeding Control and Dissection in Skull Base Surgery]. No Shinkei Geka 50: 645-49, 2022
3) Calloni T, et al: Exoscope as a Teaching Tool: A Narrative Review of the Literature. Front Surg 9: 878293, 2022
4) Koizumi S, et al: A novel technique for fence-post tube placement in glioma using the robot-guided frameless neuronavigation technique under exoscope surgery: patient series. J Neurosurg Case Lessons 2: CASE21466, 2021

Ⅱ部-第4章 始めよう、外視鏡手術

B 転移性腫瘍の外視鏡手術
1) 小脳転移性腫瘍の一例：質問・反省点

新潟大学脳研究所脳神経外科学分野　瀧野 透

1. はじめに

　筆者は脳神経外科医として9年目であり、これまでの腫瘍性病変や血管障害の顕微鏡手術経験は20件程度である。今回、はじめてORBEYE（オリンパスメディカルシステムズ）を用いた外視鏡手術の執刀経験を得た。

　ここでは症例および手術内容を提示し、術者としての感想や苦慮した点について述べさせていただく。

　なお今回の執刀以前に、外視鏡手術は10回程度の見学機会があったが、筆頭助手として入った経験は2回程度である。

2. 症例提示

A) 症　例

　71歳男性。1年前に右上葉肺癌（診断：粘表皮癌）に対し肺葉切除、リンパ節郭清を施行している。その後は再発なく経過していたが、めまい感および歩行障害を感じるようになり、近医のMRI検査で小脳に腫瘤性病変を指摘され、当科に紹介を受けた。

　当科受診時は、軽度の見当識障害と顕著な活動性の低下を認めた。MRIで右小脳半球内に不均一に造影される30mm大の不整形の腫瘍性病変とその周囲に浮腫性変化を認め、また閉塞性水頭症も来していた（図1A、B）。

　頭部造影CTによる動静脈相撮像で、発達した腫瘍栄養血管は認めないものの、腫瘍表面の内側のInferior vermian vein（IVV）が導出静脈として機能していることが疑われた（図1C、D）。

　体幹部CTで明らかな肺癌の再発や転移は認めなかった。肺がんの治療歴と画像所見から、転移性脳腫瘍を第一に疑い、腫瘍は症候性かつ単発であること、閉塞性水頭症もあること、そして他臓器への転移巣もなく十分な予後が見込めることから摘出手術を行う方針とした。

B) 外視鏡手術の選択と手術準備

　当院では積極的に外視鏡手術を取り入れており、筆者にとってはじめてのORBEYEの使用となった。小脳腫瘍とはいえ、比較的表面に近く、危険な構造も少ない場所であることもあり、外視鏡初心者として適度な手術と捉えた。

　手術に先立って、ディスプレイを見ながら手元を動かすことをイメージし、姿勢を整え、広い術野で腫瘍の全周を追いながら、腫瘍につながる血管系を順次処理、導出静脈であり得るIVVは後半に処理して、一塊に腫瘍を摘出する計画を立てた。

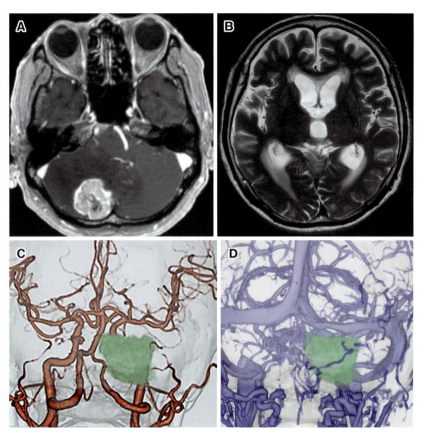

図1 症例のMRI
A：造影T1強調画像での小脳腫瘍像、B：T2強調画像における水頭症像。
C：造影CTにおける動脈相、D：同静脈相。

C）手術レイアウトについて

　執刀チームは、外視鏡手術に精通した脳神経外科15年目の指導医がアドバイスし、専門医前の専攻医が筆頭助手を担当する構成であった。

　患者体位は、正中寄りの右脳半球内腫瘍が術野の頂点となるよう、semi-prone気味の左側臥位（**図2A**）とし、顕微鏡手術時のセットアップを完全に踏襲した。

　外視鏡と55インチのメインモニターをはじめ、術者と助手、機械台と担当看護師のレイアウトを**図2B**に示すが、術者は自然と患者の背中側、開頭野の尾側側に回る配置となった。

D）腫瘍摘出術中の所見（図3）

　正中皮膚切開を設け、右側を広く開ける後頭下開頭を行った。水頭症を呈していたこともあり、大孔部も開放した。右小脳半球を正中付近まで大きく露出するように硬膜切開を行った。以後、ORBEYE使用下にて手技を進行した（▶WEB）。

　硬膜翻転後、腫瘍の一部は小脳表面から露出しており（**図3A**）、注意が必要だと考えていたIVVは直接腫瘍と連続してはいないようであった。

　まずはIVVのある正中側より最も遠い腫

瘍露出部の外側から、腫瘍に小脳を少しつけた形で凝固切開を置き、腫瘍に直接切り込まないように意識しながら、超音波メスSONOPET（日本ストライカー）で腫瘍周囲白質を吸引切開していった（図3B）。あくまで小脳白質を吸い取ってゆくイメージであったが、小脳表面のfoliaは幾重にも重なっており、時折組織性状が捉えにくい場面もあった。

腫瘍はある程度の弾力があり、SONOPETのハンドピースでその硬さを感じることもでき、腫瘍内に切り込まずに一層外側の白質でうまく辿ってゆくことができた。

ある程度外側が遊離できた段階で腫瘍内側にIVVが目視できた（図3C）。明らかにIVVが腫瘍と連続していないことが分かったため、小脳表面を離断、白質を吸引除去しながら外側へと起こし（図3D）、最終的に腫瘍を一塊に摘出することができた（図3E）。

摘出腔の止血を行い（図3F）、硬膜は筋膜をパッチとして使用し余裕をつけた上でしっかりと密閉縫合し、閉創して終了した。

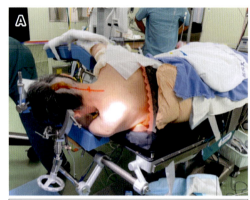

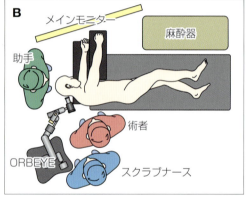

図2 患者体位（A）と、手術台を中心とした配置のレイアウト（B）

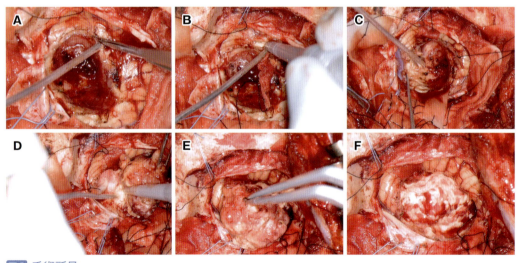

図3 手術所見
A：硬膜翻転後に腫瘍が表面に露出、B：外側から超音波メスで腫瘍辺縁を辿る、C：内側に静脈を確認。
D：静脈を避けて腫瘍辺縁を辿る、E：腫瘍を一塊に摘出、F：摘出後。

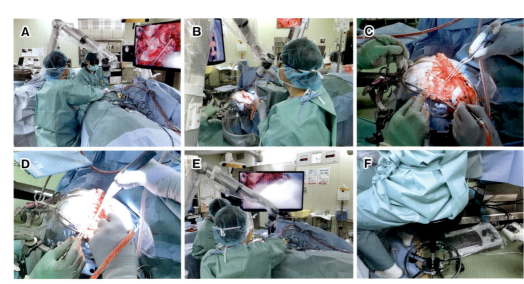

図4 術中の操作
A：術者と助手の間にORBEYEを設置、B：術者による鏡筒操作、C：4 hands操作にも余裕あり。
D：柄の大きな超音波メスにも十分な空間、E：術者の位置により画面に手が混入、F：フットスイッチの不適切な位置取り。

E) 術中のORBEYE操作（図4）

ORBEYE本体とアームは、手術レイアウトの項で述べた通り、術者と助手の間から入るように配置した。したがって、基本的に術者はアームの下側からモニターを眺める角度になった（**図4A**）。（後になって、術中に視野の上方に横たわるアームの存在に多くの時間で違和感を抱いていたことに気づいた。）

カメラと射光口を内蔵する筐体操作は、術野から「遠すぎず近すぎず」を意識しながらスムーズに行うことができた（**図4B**）。

術野操作には、時に術者と助手がそれぞれ両手で、計4 handsで吸引、鑷子、凝固バイポーラなどを操作しても余裕があった（**図4C**）。またSONOPET使用時にも、顕微鏡手術のような空間の制限がなく自由な取り回しが可能であった（**図4D**）。手術後半になると、顕微鏡手術時の感覚やアームと筐体の位置関係もあってか、患者の背側にさらに回るようになり、やや窮屈な姿勢で、画面内にもSONOPETを操作する手が映り込むことが増えてしまった（**図4E**）。次第にフットスイッチも操作しにくい位置となってしまい、指導医から注意を受けた（**図4F**）。

F) 術後経過

術後は患者の体幹失調、歩行障害は速やかに改善し、独歩にて自宅退院した。摘出腔周囲に局所放射線治療を追加し、現在は経過観察中である。

3. はじめての外視鏡下手術を終えて

個人的には、まだ顕微鏡手術の経験も十分とはいえない中で、長時間手術を担当した場合に、固定された鏡筒を覗き続けることで生じるであろう肉体的負荷を懸念していた。

このような状況で、はじめて外視鏡手術を経験する機会を得たが、鏡筒を動かすだけで目的の視野が得られ、常に楽な姿勢をとり続けることができた。

本症例のように側臥位で行う後頭蓋窩腫瘍の顕微鏡手術では、想定される手術手技に制限が加わらぬよう、患者体位や術者の位置取りなどを細かく設定する必要があるため、外視鏡手術で、そういった点をうまくセッティングができるか不安もあったが、55インチの大きなパネルの配置から機械台の位置、術者と助手の立ち位置もまったく問題がなかった。

術野周囲の空間も顕微鏡手術時よりも格段に広く取れたため、助手と一緒に両手を術野に入れても干渉することなく、手術器具の出し入れも非常にスムーズであった。腫瘍の全周を追った摘出操作に関しても、術者自身の体勢に無理は生じず、円滑に摘出操作を終了することができた。ただし、モニターに映し出される映像の角度がレンズの回転で容易に変わってしまう点や、鏡筒の軸方向が自分の体軸と異なる点などが顕微鏡手術と異なる点として気付かれた。また、自分の手が映像に入って来る位置感覚の違いに違和感を覚える場面があった。慣れた術者の手技を見ている限り、慣れれば問題とならなくなるものであろうか。

4. 自分なりの改善点とエキスパートへの質問

術後に振り返ると、セッティングレイアウトにおいていくつか改善点があった。モニターをやや自分の目線より高い位置に置いたため、常時見上げ気味の姿勢となった。モニターを下げるか、ベッドを上げるなどの対応をすべきであったように思う。

術者が患者の背中側へ回るようにモニターを配置したため、助手がやや横を向いた形でモニターを見ざるを得なくなった。助手用のサブモニターを併設するというのもひとつの手段と考えるが、外視鏡本体を術者と助手の間に設置したこと自体が適正ではなかったようにも思われた。実際、機械台が入るスペースも狭くなってしまった。モニター近くか、術者の右手に本体を置きアームを伸ばし、術者はより頭側に、助手はより術者側に並べば、助手も無理なくモニターを眺めることができ、手術をより円滑に進行できたようにも思う。

術者と本体、モニターの位置関係については手術ごとに工夫が必要であると感じた。

1) 質問1
本症例では、手術のセッティングレイアウトに改善の余地があるように感じた。より自由な手術操作を可能とする、モニター配置と術者および助手の位置を教えていただきたい。

2) 質問2
ORBEYE本体の操作や配置、注意点などについて教えていただきたい。

Ⅱ部-第4章 始めよう、外視鏡手術

B 転移性腫瘍の外視鏡手術
2）ORBEYE を用いた外視鏡手術：エキスパートからのアドバイス

新潟大学脳研究所脳神経外科学分野　**三橋 大樹**

1. 若手脳神経外科医からエキスパートへの質問

1）質問1
本症例では、手術のセッティングレイアウトに改善の余地があるように感じた。より自由な手術操作を可能とする、モニター配置と術者および助手の位置を教えていただきたい。

2）質問2
ORBEYE本体の操作や配置、注意点などについて教えていただきたい。

2. モニター配置と術者および助手の位置

外視鏡〔ORBEYE（オリンパスメディカルシステムズ）〕は、汎用性が高いものの、細部では顕微鏡手術と異なる注意点があり、初期経験時には違和感や操作しにくさを感じることがある。

外視鏡手術の利点の一つに、意識せずとも楽な姿勢で手術が可能となる点があるが、モニターの配置などはやはり気にすべき事項となる。

本人も改善点として挙げているように、モニターの配置に関して、高さも含め、傾きや位置、術者との距離などといった点で、わずかでも違和感が存在すると、最終的な手術効率に大きく影響してくることとなる。

A）モニター配置

まずモニター配置は、慣れてくると多少のずれはそれほど気にならなくなるが、使用初期にはできるだけ正対する努力が必要であろう。特に55インチモニターの場合、距離が近いと手術操作をしづらく感じることがある。外視鏡手術ではナビゲーションやモニタリング用のモニターを並べて、様々な情報をストレスなく一望できるようなセットアップも可能であるので、個人的にはモニターは、術者から少し距離を取るようにしている（**図1**）。

今回の手術では、質問者も言うようにモニターが自然な目線よりやや高く、配置した距離もやや近いように見受けられた。比較的短時間の手術であったため問題とはならなかったが、長時間の手術となると疲労感の増加につながった可能性がある。

外視鏡手術を習得する初期段階には、モニターが適切な高さ・距離にあるか、きちんと水平固定されているか、術者の正面に正対しているか、など細かな点にこだわるとよいと思う。また顕微鏡手術と同様に、手術開始前

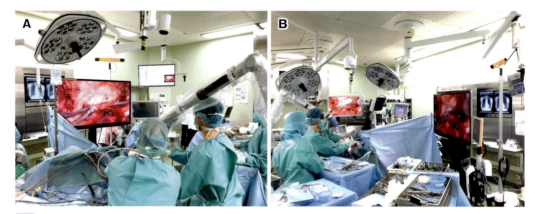

図1 ORBEYEによる手術のセットアップレイアウト

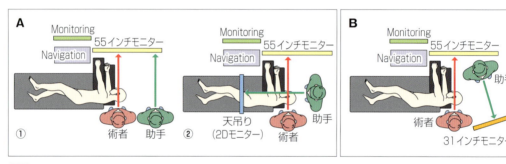

図2 助手の役割を意識したサブモニターの配置
A：術者単独操作主体の手術時（①術者・助手ともに同じモニターを使用、②助手は手術室内の2Dモニターを使用）。
B：4 handsでの手術時。

にモニターおよび外視鏡の配置を大まかにイメージするよう心がけておくことが重要である。

初期経験時には術者本人がこのような点まで気を回すことができず、イメージしにくい点も多いため、指導医が気にかけるべき事項であったと反省している。

B）術者および助手の位置

今回の手術のように、術者がほぼ単独で行えるような手術においては、助手は術者と横並びで同じメインモニターを見るか、90°横に位置してサブモニターまたは2Dとはなるが通常の天吊りモニターを見るようにしているが（図2A）、前者では助手の手は術野に入りにくく、また後者では助手の手の方向とカメラの視軸が大きく異なり、いずれも術者を補助するには違和感が強く、かなりの慣れが必要となる。

4 handsで手技を行う時間が長いことが想定される手術では、助手は最初から対面に位置し、術者の後方に180°反転させたサブモニターを配置する。この場合、当然ながら術者と助手がそれぞれの視線の妨げとならないように高さと配置に配慮する必要がある（図2B）。

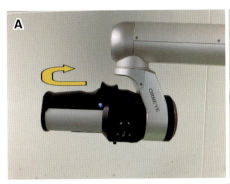 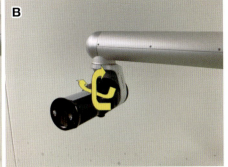

図3 可動性に注目したカメラとアームの方向
A：アームと同軸にカメラが向いていると一方向の可動性しか活かせない。
B：アームとカメラの軸をずらすことで二方向の可動性を活かすことができる。

3. ORBEYE本体の操作と配置

A) ORBEYEの構造特性

ORBEYEの使いやすさは、カメラの可動性、アームの位置、本体の配置が連動してとり回せる状況から生み出されており、不自由さを感じる際にはそれぞれを見直す必要がある。

カメラ部分は可動性が高く自由に視軸を取れるように工夫されているが、初期経験時にはその自由度を活かせずに、思ったより使いづらく感じることがある。構造上はアームにある2つの関節が可動性を生み出しているが、カメラをアームの接線方向に向けてしまうと、カメラは水平方向にしか振ることができない（**図3A**）。アームの軸とカメラの軸をずらせば、上下・左右の二方向への可動域を得ることができる（**図3B**）。このようなアームの構造の特性は理解しておくべきである。

B) 本体の配置

本体の配置場所は、術者の後ろ、横、対面など、助手や機械台の位置に合わせて選択することになるが、特に術者の真後ろから誘導した際にはカメラがアームの接線方向に向きやすくなり、上述の通りのカメラワークの注意点がある。今回の配置はORBEYEの可動性を活かしやすいよいものであったと感じたが、アームが術野を横断しモニターへの視線の妨げになり得る場面や、術者自身が患者の背側に回ったことで画像内に術者の手が映り込む場面も見受けられた。

改善点としては、やりにくいと感じた時点で、改めてアームとカメラの角度や本体の位置を修正したり、術中でも躊躇せずに本体を移動したりして、術者自身の視野や姿勢が楽に保持できるようにすればよい。顕微鏡と比べると本体が小さい点がORBEYEの利点であり、配置変更には大きな手間は要さないため、本体を清潔野により近く移動させることも考慮して、筆者はアームだけでなく本体にも清潔敷布を巻いておくようにしている。

C) カメラの高さ

カメラを置く高さは、焦点深度の範囲（220〜550mm）において自由でよい。個人的には術野周囲のワーキングスペースを広く確保することを優先し、カメラは術野よりやや遠目に配置することが多い（**図1**）。手術操作

がしやすく、ナビゲーションの使用にも障害がない利点がある一方、カメラやアームがモニターへの視野を妨げる可能性と、術者の顔近くにアームやカメラがある違和感を抱く場合もあり、術者個人の好みに応じた使い分けに慣れてゆく必要がある。

今回の手術では、カメラが比較的高めの位置に配置され、ワーキングスペースが広く確保されていたが、アームやカメラと顔の距離が中途半端であった印象があり、もう少しアームやカメラを術者側に近づけるか、本体の位置を動かして調整したほうがよいと感じた（図4）。

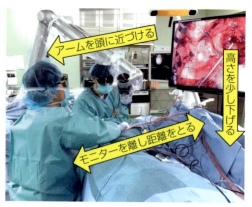

図4 今回の手術における修正点

4. まとめ

今回の手術では、術者としてはもちろん、助手としてもほとんど外視鏡手術経験がない状態で、専攻医の先生を助手として行ってもらったが、全体を通して大きな問題なくモニター手術を完遂し、視軸の確保などの自由度の高さもある程度活かせており、改めて若い世代の外視鏡手術への適応力の高さを感じた。

指導者の立場から言えば、外視鏡手術では、同一術野を全員で確認できる共有力の高さが大きな利点であり、術野外からも互いの意図や注意点を伝えやすく、若手医師の初期手術として外視鏡手術が有用であると実感できた。

Ⅱ部-第4章 始めよう、外視鏡手術

C CEAの外視鏡手術
1）CEAの顕微鏡手術：これから外視鏡手術を行うために

大阪大学大学院医学系研究科脳神経外科学　**星隈 悠平**

1. 症例提示

本項では、症候性左中等度頚動脈狭窄症に対し、顕微鏡下に頚動脈内膜剥離術（Carotid endarterectomy：CEA）を行った一例について報告する。

A）症　例　▶WEB

83歳男性。3年前に右上下肢不全麻痺を主訴に当院受診。左中大脳動脈領域の散在性脳梗塞と左頚動脈狭窄症を指摘され、アテローム血栓性脳梗塞と診断された（**図1**）。急性期には保存的治療とリハビリテーションを行い、自宅退院した。その後、外来でフォローアップされていたが、今回、左頚動脈狭窄症に対する手術治療を目的に入院となった。

B）検査結果

頚動脈超音波検査で、左頚動脈に潰瘍を伴う輝度不均一のプラークと石灰化による音響陰影を認めた（**図2**）。頭部MRI T1強調画像でPlaque Muscle ratioがおよそ2.0であった（**図3**）。頭部血管造影CT検査で左総頚動脈から内頚動脈にかけて石灰化を伴うNASCET 50％程度の狭窄を認めた（**図4**）。

C）治療方針

検査結果から症候性中等度左頚動脈狭窄症と診断した。内頚動脈と外頚動脈の分岐部は

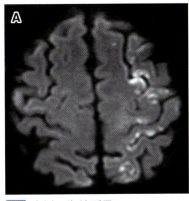
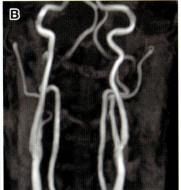

図1 症例の術前所見
A：左MCA領域散在性脳梗塞、B：脳梗塞発症時頚部MRA。

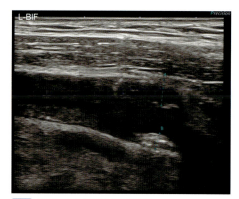

図2 術前頚動脈超音波画像

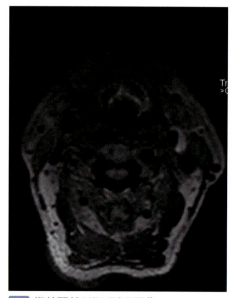

図3 術前頚部MRI-TOF画像

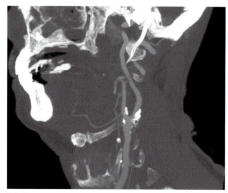

図4 術前頚部CT angiography、MIP再構成画像側面像

第4頚椎程度の位置で、プラークの性状は不安定プラークが疑われた。CEAを施行する方針とした。

D）術中所見（図5）

全身麻酔下で仰臥位とし頚部を十分伸展して頭部を右に15°回旋し、メイフィールド3点ピン（欧和通商）で頭部を固定した。

胸鎖乳突筋前縁に沿って約10cmの縦方向の皮膚切開を行った。皮膚切開に沿って広頚筋を切離した。内頚静脈と共通顔面静脈を確認し後者を結紮切離した。頚神経ワナを確認、頭側へtraceし連続性を持った舌下神経を確認した。

上甲状腺動脈（STA）をクランプし、内頚動脈（ICA）、外頚動脈（ECA）、総頚動脈（CCA）をそれぞれ血管テープで確保した。

ICA、ECA、CCAをクランプした後にCCAより動脈切開を行った。プルットF3®カロチッド・シャントをICA、CCAに誘導し、それぞれinflateしシャントシステムの開通を確認した。

分岐部からICAにかけて石灰化と脂質に富んだプラークを認めた。内膜肥厚がproximal側、distal側にびまん性に拡がっていた。CCA末端側から全周性に剥離し、ICA側へ剥離を進めた。ICA側末端のプラークを切除して断端形成し、プラークを摘出した。

血管吻合はCCA proximal、ICA distalよりprimary closureを行った。途中でシャントシステムを抜去し再度ICA、CCAをブルドッグ鉗子で遮断した。ICA、ECA、CCAからの逆血を確認し、内部のdebrisを除去した。完全に縫合を行った後にSTAのクランプを解除してdebrisとairをSTAへ

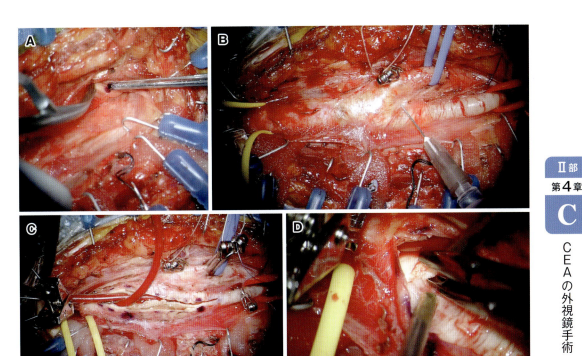

図5 術中所見
A：舌下神経を確認しマーキング
B：Carotid sheath を剥離し CCA、ICA、ECA をそれぞれ血管テープで確保
C：バイバルーンシャントを挿入
D：CCA 側のより近位部の内膜肥厚

flush outさせた。10分間圧迫止血した後、血管縫合部にフィブリン糊を噴霧しドレーンを入れて閉創した。

E）術後経過

術後神経症状の増悪はなかった。術翌日の頭部MRIでは新規脳梗塞は認めず、CTAでも良好なpatencyが得られていた（図6）。1週間、過灌流症状はなく術後9日目に自宅退院となった。外来フォロー後も脳梗塞の再発や頚動脈再狭窄はなく経過している。

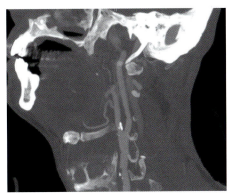

図6 術後頚部CT angiography、MIP再構成画像側面像

2. 本症例の治療に関して

　本症例は脳梗塞を発症してから3年後に症候性中等度頚動脈狭窄症に対してCEAを施行したものである。治療選択については、術前画像により不安定プラークが示唆されていたことや年齢以外にCEAハイリスク因子がなかったことからCEAを選択した[1,2]。治療時期については議論があると思われるが、本症例は患者の希望により治療時期を決定した。

　手術手技については、本症例では内膜肥厚がびまん性に拡がっており、どこまで摘出するべきか悩みながら手術を行った。術前の画像検査での想定よりもプラークや内膜肥厚がより遠位まで存在することをしばしば経験する。動脈切開前にCCA側をより低位まで、ICA側をより高位まで展開しておくべきであったと振り返っている。エキスパートの視点から以下に関してご経験、ご意見をいただきたい。

1）質問1
　CEAにおける高位病変への工夫は、既知のもの[3-5]以外にどのようなものがあるか伺いたい。

2）質問2
　今後、CEAに外視鏡を導入しようと考えているが、どのようなセッティングのコツがあるか伺いたい。

参考文献

1) North American Symptomatic Carotid Endarterectomy Trial Collaborators: Beneficial effect of carotid endarterectomy in symptomatic patients with high-grade carotid stenosis. N Engl J Med 325: 445-53, 1991
2) European Carotid Surgery Trialists' Collaborative Group: MRC European Carotid Surgery Trial: interim results for symptomatic patients with severe（70-99%）or with mild（0-29%）carotid stenosis. Lancet 337: 1235-43, 1991
3) 林央周ほか：高位頚動脈狭窄病変に対する頚動脈血栓内膜離術の問題点と手術手技．脳卒中の外科 36: 163-7, 2008
4) Toyota S, et al: Utility of the Lone Star Retractor System in Microsurgical Carotid Endarterectomy. World Neurosurg 101: 509-13, 2017
5) 出雲剛ほか：頚動脈内膜剥離術の基本手技．脳卒中の外科 50: 447-53, 2022

Ⅱ部-第4章 始めよう、外視鏡手術

C CEAの外視鏡手術
2) CEAの外視鏡手術の基本：エキスパートからのアドバイス

関西ろうさい病院脳神経外科　村上 知義／豊田 真吾

1. 若手脳神経外科医からエキスパートへの質問

1) 質問1
頸動脈内膜剥離術（Carotid endarterectomy：CEA）における高位病変への工夫は、既知のもの以外にどのようなものがあるか伺いたい。

2) 質問2
今後、CEAに外視鏡を導入しようと考えているが、どのようなセッティングのコツがあるか伺いたい。

2. 症例提示

当施設の高位病変に対する外視鏡下CEAについて症例提示をする。

A) 症　例 ▶WEB

79歳男性。右麻痺で搬送され、左前頭葉脳梗塞（図1A）および左内頸動脈（ICA）狭窄症（図1B）と診断された。病変性状は不安定プラークであり、左ICA狭窄はNASCET 70%でC1まで及ぶ高位病変（図1C、D）であった。1カ月後に症候性左ICA高度狭窄症に対しCEAを施行した。

B) 手術所見

手術室のセッティングを提示する（図2A・B）。ICA遠位端、総頸動脈（CCA）近位端操作時においても、術野を正対視することで安定してmicrosurgeryが行えるように、可動式モニターを含め複数のモニターを配置した。また、顎二腹筋を頭側に牽引する

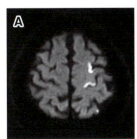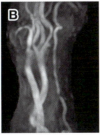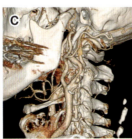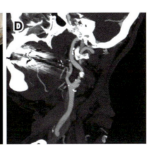

図1 症例の術前画像
A：MRI、B：頸動脈超音波検査、C：CT angiography、D：血管造影CT画像。

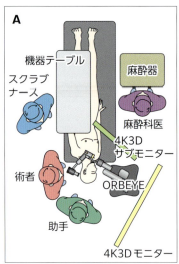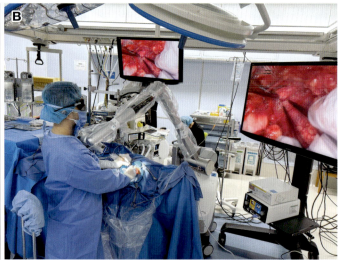

図2 外視鏡下CEA
A：手術室のセッティング、B：実際の様子。

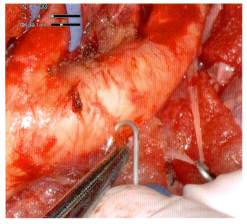

図3 術中操作

ための離被架をあらかじめセッティングした。

十分に頸部伸展、vertex downを施した体位を取り、皮膚切開は胸鎖乳突筋前縁に沿い、Mastoid近傍では後方にカーブするようなデザインとした。

型どおりICA、外頸動脈（ECA）、上甲状腺動脈（STA）、CCAを露出した。舌下神経周囲の剥離を行い、舌下神経を可動化させ、Ansa cervicalisを剥離・切断。切断したAnsa cervicalisを頭側に牽引し、舌下神経を数mm頭側に移動させた。また、顎二腹筋をJ字型ゴムフックで頭側に牽引し、ICA遠位のスペースを確保した。切開したCarotid sheathにローンスターリトラクターマイクロフックを掛けて下方に牽引して、Carotid bifurcationをSheathごと「引きずり降ろす」操作を加えた（図3）。

ICA遠位端操作時には水平視軸に近い操作を余儀なくされたが、外視鏡を用いることで、術者は安定した姿勢でmicrosurgeryが可能となった（図2B）。

術後、明らかな神経所見の増悪を認めず、頭部血管造影CT検査で良好な頸動脈血流を確認した（図4）。

2. まとめ

1）CEAにおける高位病変への工夫

①舌下神経周囲の剥離を行い舌下神経を可動化させ、切断したAnsa cervicalisを頭側に牽引することにより舌下神経をわずかに

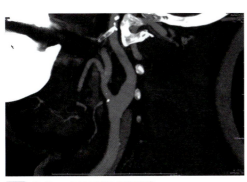

図4 術後の血管造影CT画像

頭側に移動させる。

②顎二腹筋をJ字型ゴムフックで頭側に牽引する。

③切開したCarotid sheathにローンスターリトラクターマイクロフックを掛けて下方に牽引して、Carotid bifurcationをSheathごと「引きずり降ろす」。

④ICA遠位端では水平視軸に近い操作が必要となることがあるが、外視鏡を用いることで術者は安定した姿勢で精密なmicrosurgeryが可能となる。

2）CEAにおける外視鏡のセッティングのコツ

CEAでは、ICA遠位端とCCA近位端の操作時に大きく視軸が変化する。モニターの位置によっては、術者はモニターを見ながら体軸を捻るようにして手術操作を行うことを余儀なくされるが、人間工学的なメリットを謳う外視鏡の利点を十分に活用できなくなる。Microsurgical techniqueの精度を最も高めるためには、常にモニターを正対視して体軸を捻らずに体の正面で手術手技を行うことを心がける必要があるが、そのためには柔軟で計画的なモニター配置が重要である。我々は可動式モニターを含めた複数のモニターをセッティングして、術野に正対視して手術操作を行う工夫をしている。

II部-第4章 始めよう、外視鏡手術

D 脳動脈瘤の外視鏡手術
SAHや困難な動脈瘤への対処法：エキスパートの視点から

埼玉医科大学病院脳神経外科／東京医療センター脳神経外科　**峯 裕**

1. 若手脳神経外科医が脳動脈瘤直達術で陥りやすい外視鏡のピットフォール

　脳動脈瘤治療は病変部の拡大視と立体視を可能とする手術顕微鏡による直達術を中心に発展してきた。近年では血管内治療が選択されることも多くなったが、直達術が脳神経外科手術の花形であることには変わりがない。その脳神経外科手術は顕微鏡が中心だったが、2010年代に導入され[1]、現在は高解像度3Dとなった外視鏡の適応は疾患の拡大[2]で様相が変わってきている。

　外視鏡には、一般的に顕微鏡よりも視線すなわち観察方向（角度）が自由であること、モニターを見ながらの手術のため術者・助手の姿勢が一定で安楽なこと、患者の体位も楽なこと（仰臥位で施行可能な手術が多い）、そしてカメラと術野の間隔があり（400mm以上）、いわゆるworking spaceが広く自由度が高いことなどの利点があり[3,4]、脳動脈瘤直達術にも使用されつつある[5,6]。

　直達術の基本はくも膜切開、Trabeculaの切断や脳表など周囲から剥離して血管の牽引を解除し、周囲血管を遊離して剥離・露出した頸部を閉鎖して動脈瘤内への血液流入を止めることである[6]。外視鏡はさきに述べた長所やモニターで大きな画像で観察できること、水平視軸を含む自由な視軸で新しい術野展開が可能で脳実質への圧迫が軽減し得ること、インドシアニングリーン（ICG）による術中蛍光診断の検出力の高さなど、脳動脈瘤直達術にも非常に有用と考える。しかし、観察画面が広デジタル画像で顕微鏡（肉眼）とは異なる色調のため没入感を得にくいこと、観察方向（視軸）と操作方向（操作軸）が異なりhand-eye coordinationが難しく手術手技の進行が遅くなり、時として術野を喪失してしまうことがpitfallとして挙げられる。

　さらに、脳動脈瘤直達術に特有の問題点としては下記のようなことがある。

- 病変が小さく、拡大画像の頻用とアーム制御の難しさにより観察している場所の把握が難しい（術野の喪失）。
- 脳実質の白とび、出血時などの赤とび・ハレーションにより観察ができない。
- 適切な観察角度と光量が得られないことによる深部病変での観察困難。
- 拡大観察時に外視鏡特有の画像精細度の低下により細い穿通枝血や微細な膜構造の観察と把握が難しい。
- 画面で大きく見えるがゆえに、深部や動脈瘤背面などを無理に観察しようとして、

かえって血管に負担をかけてしまう。
- 速い動作が見えにくい。

これらを克服するための工夫・ヒントを次項で述べる。

2. 術者や指導者として注意すべきポイント

前述のように、脳動脈瘤直達術の基本的な操作は顕微鏡も外視鏡も変わらない。外視鏡によるHeads-up surgeryは、安楽な姿勢で負担が少なく、広い操作空間と視軸の自由さという利点があり、手術操作を容易にして安全な手術治療を遂行し得る可能性がある。

安全な外視鏡手術を行うには外視鏡でより見やすい術野・画像をつくる必要がある。そのためには、外視鏡の術野は顕微鏡とは**「視軸」「光軸」「操作軸」が異なる新しい術野**であることを術者は認識すべきである。

その上で、前述したpitfallを減ずるべく、下記のような注意を術者に促している。図譜などは我々の施設で外視鏡として使用しているKINEVO 900（カールツァイスメディテック）をモデルとして扱っている。多くの施設では外視鏡としてORBEYE（オリンパスメディカルシステムズ）やVITOM 3D（カールストルツ・エンドスコピー・ジャパン）を用いていると思われるが、自験例では機種による手術成績の差異はなく、基本は一緒である。

A) スコープとモニターのセッティング

スコープとモニターの位置は最も大切である。我々のセットアップを示す（**図1**）。本体またはホルダーは手術法や術者の好みによるが、顕微鏡同様に術者の左側への設置が一般的で、スコープの移動が円滑で汎用性が高い。また、3Dモニターは後述するhand-eye coordinationの問題があるため、術者と正対する位置にセットするよう心がける。

術者とモニターの間隔は、32インチでは1m以下、55インチでは1.0～1.5m程度がよいとされる。多くの動脈瘤手術（前方循環）はこのセットアップで問題なく施行可能である。Trans-sylvian approachによる前交通動脈瘤手術では、筆者は患者の横に回り込むことが多いため、それに対する位置に32インチのサブモニターを設置して観察ができるようにしている。

助手の位置は色々と議論があるが、筆者は術者と並列に座らせて術者と同じ感覚を体験させるように心がけている。また、必要に応じて助手に正対する位置にモニターを設置している。このような注意により、モニターを通した手術操作が可能である。

B) 拡大率と観察術野の確認

外視鏡の特徴の一つは長い焦点距離であり、通常400mm以上の焦点距離でスコープを使用する。スコープに術者の頭や顔などが接触しないよう注意が必要である。長い距離は広いworking spaceを確保できる利点がある一方、最大倍率が顕微鏡使用時の拡大倍率より劣ってしまう弱点がある。これを補うものとしてデジタルズームがあるが、画面を引き伸ばす形となるため、細い穿通枝血や微細な膜構造の観察と把握が難しいことがある。この対処法として、我々は外視鏡（筐体）を被写体に近接させて（250～300mm程度）観察することで拡大倍率を上げる工夫を行っている（**図2**）。また脳動脈瘤を含めた脳血

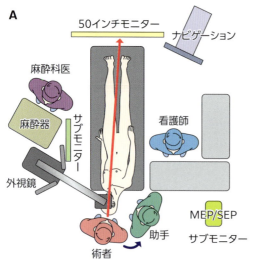
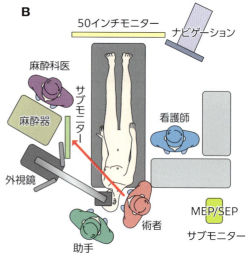
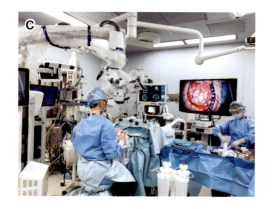

図1 外視鏡手術のセットアップの実際

模式図（A、B）および術中写真（C）。我々の施設では顕微鏡と同様に置き、外視鏡を術野近くに固定する。3Dモニターは術者と正対する位置に置いて手術する。前交通動脈瘤手術時には術者は側方に移動し、サブモニターで観察する（B）。

管障害では頻繁に拡大率を変えることから、ズーム速度の確認も行いたい。

C）色調の調節（赤・青の調節、自動調光）

外視鏡でしばしばみられる現象として脳実質の白とび、出血時などの赤とび・ハレーションがあり、観察が困難となることが挙げられる。これは画像のデジタル変換による色調変化、自動調光による露出オーバーや光軸や視軸の関係により生じやすい。これを防ぐためには、やや赤みを抑えた色調設定の変更などの色調のこまめな調整、自動調光の中止や露出の調整によりハレーションが軽減され、観察が容易となる。

代表症例1を提示する（図3、▶WEB①）。症例は67歳男性、左内頸動脈-後交通動脈瘤（8mm）破裂によるくも膜下出血（Hunt & Kosnik Grade 4，Fisher group 3）、KINEVOを使用した症例である。くも膜下出血症例でも外視鏡にて十分に観察可能で、前述したスコープ近接による拡大像により微細構造の描出がされている。術中出血直後にはハレーションにより観察が困難だったが、自動調光の中止により観察が可能となり、出血部位が明らかとなった。一時遮断の後、動脈瘤頸部を閉鎖した。

術後は明らかな合併症なく、術後3週間で独歩退院した。術後3カ月の3D-CTAでは動

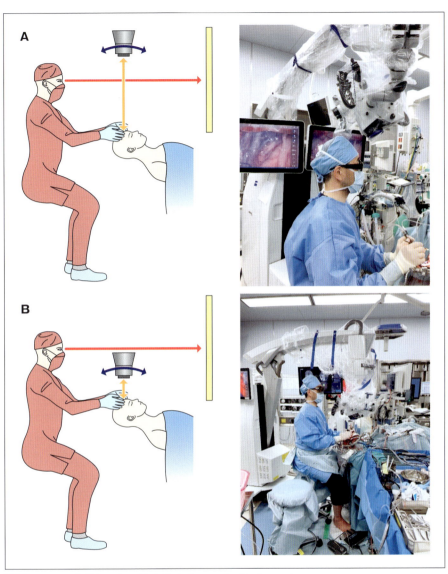

図2 スコープ近接による拡大率向上の工夫（文献4より）
倍率拡大のための工夫。当初は長い焦点距離を利用して上方（頭部近く）に置いていたが（A）、病変部位に近づけることにより、倍率拡大を得ている。筐体上方から3Dモニターは観察する（B）。

脈瘤は消失している（**図3**）。

D）スコープ位置の術中調整

　血管障害では拡大像による観察が必要である。スコープの近接による拡大率と解像度が向上する一方、焦点深度は浅くなるため、微細な構造の観察と手術操作にはこまめなスコープ位置の調整が大切である。この調整は白とびやハレーションなどの抑止にもつながる。

　動脈瘤や周囲血管の確認には、スコープの自由な視軸を利用して多方向からの観察が有用である。特にKINEVOでは、フットスイッチによる首振りのような「旋回」運動や、観察部位（焦点部位）を変えずに円弧状に視

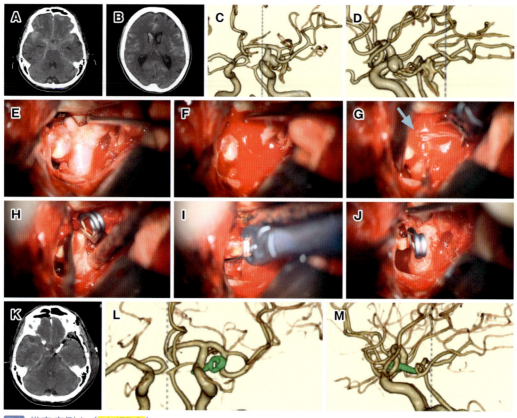

図3 代表症例1（▶WEB①）
67歳男性、左内頚動脈－後交通動脈瘤破裂によるくも膜下出血に対するクリッピング術（KINEVO）。
A-D：びまん性のくも膜下出血（A、B）と術前3D-CTA（C、D）。左IC-PC 8mm動脈瘤を認める。
E-J：術中写真。左IC-PC動脈瘤を認めたが（E）、突然出血を来し、ハレーションで確認が困難だった（F）。自動調光を止めたところ出血点を確認し（G 矢印）、母血管を遮断して（H）、クリップ閉鎖した（I、J）。
K-L：術後CT。脳梗塞などなく（K）、動脈瘤消失が確認された（L、M）。

線を動かすことができる「ポイントロック」により視野中心を外すことなく観察することができる（**図4**）。高倍率時に観察部位を見失うこと（disorientation）は、片手操作が多く大きな動きになりやすい外視鏡特有の難点の一つであるが、このような機能の利用により解消し得る。

ただし、KINEVOは鏡体が大きく取り回しにやや難があり、ORBEYEは鏡筒が小さいためアームが大きく動きやすくかえって合わせにくいことがあるので注意する。

E）内視鏡の積極利用

開頭範囲など他の因子があるものの、外視鏡は自由な視軸・観察方向により、脳実質の圧迫などの負担を軽減しつつ顕微鏡と同等かそれ以上の広い術野を作り出せる可能性がある。一方で、大画面で大きな病変画像を観察できること、また焦点領域が広範囲で観察しやすいことなどから、無理に深部の操作を行ってしまう可能性をはらんでいる。正確な深度を把握せずに、動脈瘤の裏側などのより奥の病変の剥離操作などを行い、脳実質損傷・

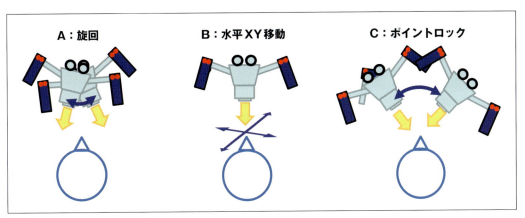

図4 KINEVOのXY移動機能
筐体とアームの6つの軸を制御することで旋回、水平XY移動、ポイントロックの動きがフットスイッチのみで可能である。筐体の小型化による可動性向上と制御機能の進化で、さらに自由な方向からの観察がフリーハンドで可能となり得る。

穿通枝損傷・動脈瘤破裂などを来す可能性がある。このような場合、作業空間の広さを利用して、積極的に内視鏡による観察を取り入れるとよい[7]。クリップ先端の確認や動脈瘤背側の穿通枝の確認など、モニターの並列やpicture-in-pictureにて視線を大きく動かすことなく、容易に観察することができる。双方ともデジタル情報であることから親和性も高く、手術の確実性・安全性を高めることができる。

代表症例2として、多発性未破裂動脈瘤症例を提示する（図5、▶WEB②）。前交通動脈瘤（5mm）、右前大脳動脈瘤（A1、2mm）、右内頚動脈先端部瘤（6mm）を持つ52歳女性である。ORBEYEによる手術であるが、3Dモニター画像は立体視や動脈瘤および両側A1、A2、穿通枝などの描出には問題がなく、Trans-sylvian approachでのクリッピングを行っている。右A1動脈瘤は背面に存在し、曲クリップを用いて閉鎖した。ORBEYEでも背面の直接観察は困難で、内頚動脈先端部瘤もあることから、内視鏡にて観察を行っている。内視鏡にて穿通枝を閉鎖していることを確認したため、一度クリップを外して再度閉鎖を施行（図5E・F）。内視鏡にて穿通枝の温存を確認して手術を終了

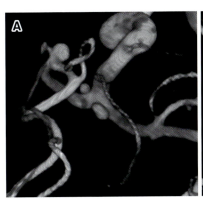
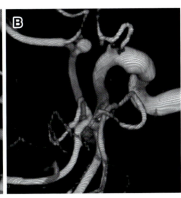

図5 代表症例2（その1）
52歳女性、未破裂多発脳動脈瘤に対するクリッピング術（ORBEYE）。
A、B：術前3D-CTA。Acom 5mm、A1 2mm、IC top 6mmの動脈瘤を認める。

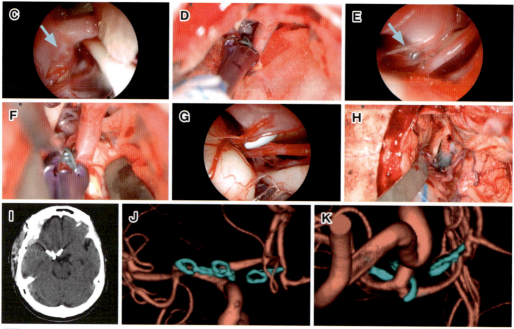

図5 代表症例2（▶WEB②）（その2）
C-H：術中写真。内視鏡画像で右A1背側に小動脈瘤を認める（C、矢印）。クリッピング（D）施行するも内視鏡所見では穿通枝を閉塞していた（E）。再度クリップ閉鎖を試み（F）、穿通枝温存を内視鏡で確認（G）。大きな問題なく終了した（H）。
I-K：術後CT。脳梗塞などなく（I）、動脈瘤消失が確認された（J、K）。

した（図5G・H）。

　術後明らかな合併症なく、術後1週間で独歩退院した。術後3カ月の3D-CTAでは動脈瘤は消失している（図5I-K）。

　なお、KINEVOにはplug-in-playが可能な内視鏡QEVOがあり、簡便に使用が可能である（図6）。代表症例1でも使用しているが、外視鏡からの切替時にやや時間差があるので注意する（▶WEB②）。

F) 動きの制御

　視線と操作の方向が異なるhand-eye coordinationの操作・感覚への習熟も大切である。またスコープとモニターで再生可能なフレームレート（一般的には60コマ／秒まで）やデータの転送速度の問題から、肉眼とは異なり素早い動きには画像再生がついていけず滑らかな動作とならない（いわゆる「動きがとぶ」）可能性がある。このため場合によっては心持ちゆっくりとした操作を心がけるとよい。

G) 無理をしすぎないこと

　人間工学的に優れたデジタルアプローチの外視鏡といえども前述のように万能ではない。無理をせず、いつでも使い慣れた光学アプローチである顕微鏡手術に戻る勇気が必要である。

3. まとめ

　これまでの報告では、外視鏡は顕微鏡に比べて良姿勢による術者負担の軽減や、手術ス

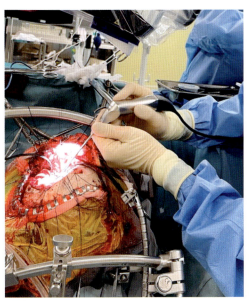

図6 内視鏡QEVO

タッフ間の情報共有、医学（学生）教育などに寄与しているとされる[8,9]。助手も術者の視点から積極的に手術に参加し指導が得られよい訓練となる。またICGによる観察はいずれの外視鏡も顕微鏡よりも優れた検出力・描出力を備えている。

Pitfallはあるものの、①モニターや色調を含めた設定、②拡大率・画像鮮明化（**II部第4章A-2参照**）を向上させるカメラの近接、③白とび・赤とびを改善する細かな位置変更と色調設定、④外視鏡の観察範囲の限界の認識と内視鏡の併用、により外視鏡は顕微鏡手術と遜色ない脳動脈瘤直達術を提供し得る。

Take home message

1. 他の手術と同様に、脳動脈瘤直達術においても外視鏡は有用である。
2. ICGによる観察は、顕微鏡よりも優れた検出力・描出力を備えている。
3. いくつかのpitfallがあるが、それを克服するための工夫を知っておくことで対処可能である。

参考文献

1) Mamelak AN, et al: Initial clinical experience with a high-definition exoscope system for neurosurgery. Neurosurgery 67: 476-83, 2010
2) Oretel JM, et al: Vitom 3-D for exoscopic in neurosurgery: Initial experience in cranial and spinal procedures. World Neurosurg 105: 153-62, 2017
3) 峯裕ほか：脳血管障害に対する鏡視下手術の可能性．脳外速報 30: 193-201, 2020
4) 峯裕ほか：外視鏡の概説と特徴③ KINEVO．脳外速報 33: 482-9, 2023
5) Pantel T, et al: Single-center experience using a 3D4K digital operating scope system for aneurysm surgery. Oper Neurosurg 22: 433-9, 2022
6) Rutledge C, et al: Microsurgical treatment of cerebral aneurysms. World Neurosurg 159: 250-8, 2022.
7) Cho J, et al: Mutliscope technique combining an endoscope and exoscope for neck clipping of cerebral aneurysms. World neurosurg 177: 62-6, 2023
8) Murai Y, et al: Preliminary clinical microneurosurgical experience with the 4K3-Dimendional microvideoscope（ORBEYE）system for microneurological surgery: observation study. Oper Neurosurg（Hagerstown）16: 707-16, 2019
9) Takahashi S, et al: Pros and cons of using ORBEYE for microneurosurgery. Clin Neurol Neurosurg 174: 52-62, 2018

Ⅲ部 座談会

第5章
外視鏡のいまとこれから
特徴・利点と課題

Ⅲ部-第5章 座談会

外視鏡のいまとこれから：
特徴・利点と課題

【司会】
日本赤十字社愛知医療センター名古屋第二病院脳内視鏡センター／脳神経外科　**永谷 哲也**

【ゲスト】
旭川医科大学脳神経外科学講座　**木下 学**
山形大学医学部脳神経外科学講座　**園田 順彦**
東北大学大学院医工学研究科神経再建医工学分野／同 医学系研究科神経病態制御学分野　**新妻 邦泰**

1. はじめに：本書のねらい

永谷　序文にも少し記載しましたが、外視鏡は2008年頃から開発されたと言われています。当初は実験的なかたちで2Dの外視鏡が使われ、その後、2014年に本邦から3D内視鏡・外視鏡のプロトタイプの報告がありました。2018年に国産のオリンパス社のORBEYEに関する論文も出て、その活用が本格化した経緯があります。

　現在、外視鏡がどんどん一般化されてきています。異動や外病院での勤務も頻繁にある世界ですので、外視鏡に触れざるを得ないという状況もうまれます。そういったときでも困らないように、ハンドブック的なものがあれば、ということで本書を企画しました。特に専門医前後の若い先生方に手に取ってもらいたいと思っています。

　本書の内容について簡単に説明します。タイトルのとおり、もちろん外視鏡の解説を中心とした書籍になりますが、外視鏡手術の基本は顕微鏡手術ですので、その基本を大

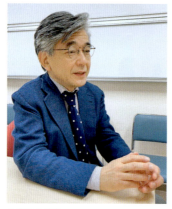

永谷哲也先生

事にしようというメッセージをエキスパートの先生方から送っていただいています。また、外視鏡は内視鏡とペアになって使うこともありますし共通点も多いので、この内視鏡についても解説しています。

メインの外視鏡については、まず開発の経緯と機器ごとの特徴や使い方から始め、各論では腫瘍、血管障害など、実際の臨床で遭遇する頻度の高いものを取り上げ、それを顕微鏡手術との比較で記述をお願いしました。また、ケースカンファレンスとして、若手術者のプレゼンテーションとそれに対する上級医からの回答というスタイルで、より実際の手術に近いかたちでの再現を試みていただきました。

今回、この座談会のページを設けたのには理由があります。本書のような技術書は機器や技術の進歩に伴い、だんだん更新されていくはずなんですね。ですから、最初に本になるその時点で、「こういうことが議論された」「エキスパートの間でこんなことが話題になった」といったことを記録しておくのも非常に重要ではないかと考え、座談会というかたちをとった次第です。

今回は、本書の編者である木下学先生と新妻邦泰先生、それから本書のプランにも携わっていただいた園田順彦先生をゲストとしてお迎えしました。

2. 直達手術の重要性：顕微鏡と外視鏡

永谷 最初に、顕微鏡手術について、みなさまのご意見を伺いたいと思います。脳神経外科手術においては、顕微鏡手術が基本であることはみなさん異論がないところだと思いますが、まず木下先生からお話しいただけますか？

木下 私は、**脳神経外科の手術の基本は解剖、特に微小解剖にある**と考えています。微小解剖が分かっているから血管内治療もきちんとできるわけですし、そういう意味で顕微鏡手術を学ぶ意義は大きいと思います。解剖を理解してはじめて、どういう手術のストラテジーを立てるのか、どういう体位を取ったらどのような利益・不利益があるかということをシミュレーションできるはずですので、顕微鏡手術は欠かせない脳神経外科の根幹だと考えています。

旭川医大で、顕微鏡手術の術者として最初から最後まで手術を任せるようになるのは、専門医を取ったあと、7〜8年目ぐらいからです。助手には4年目くらいから参加してもらいますが、助手としての役割を全うできるか、手術中の質問にどれくらい答えられるかといったことを重要視しつつ術者に育てているところです。

顕微鏡と外視鏡で比べると、いろいろな制限がかかってくる分、やはり顕微鏡のほうが難しいんですよね。ですから、外視鏡にあまり早く触れさせると、本来学ばなければいけないことが学べなくなる可能性もあるので、そういうことは危惧しながら手術機会を与えています。

園田 山形大の場合は、関連病院の**脳内出血**ではじめて顕微鏡手術を経験するというパターンが大半です。専門医前後で大学に戻る人が多いですが、その頃にはある程度顕微鏡手術ができるようになっていますね。そこから徐々に難しい顕微鏡手術を経験する流れです。

外視鏡に関して言うと、現在は大学にしかありません。ただ、外視鏡は開頭などでも使えるので、後期研修医の頃から経験を積むことが可能です。教育という意味では、**顕微鏡より早くスタートできるのがメリット**だと思います。

ただ、今までは顕微鏡をある程度やってから外視鏡をやってもらっていたので、顕微鏡手術の土台があったわけですが、これから外視鏡を最初にやってそれから顕微鏡を学ぶ人たちが出てきたらどうなるのか、そのあたりは未知数です。また、これから顕微鏡は外視鏡に代わっていくのか、あるいは顕微鏡は脳神経外科医に絶対に必要なものであり続けるのか、そのあたりは私もまだ分からないです。いま、カテーテルしかできない人が結構出てきていますが、それでも生きていけてしまうんですね。同様にこれからは、「顕微鏡ができなくて外視鏡1本」のような人たちが育ってくる可能性もありますし、内視鏡と外視鏡とカテーテルの3つがあればOK、顕微鏡手術の優先度が一番最後、というような時代さえ想像してしまいます。

永谷 我々の施設は一般病院で、専攻医がいつも3〜4人いるんですが、やはり彼らの顕微鏡開頭手術の機会がものすごく減っていますね。反対に、当院では髄膜腫でも神経内視鏡を使うようなことが少なくないので、そちらの経験数は豊富です。新妻先生、いかがでしょうか？

新妻 東北大は顕微鏡主体でやっています。関連病院も、外視鏡が入っているところもありますが、やはりまだ顕微鏡だけのところも多く、現在のところでは顕微鏡がまず基本にあってそれから外視鏡という入り方になっていますね。こういう状態ですと、若い時から外視鏡をどんどん学んだとしても、異動先に外視鏡がなくて困るということが起こります。ですから、外視鏡がもう少ししっかり広まるまでは、顕微鏡を土台にするという選択肢にせざるを得ないのかなと思っています。ただ血管内や内視鏡もそうであるように、「外視鏡で育ってきた」という人たちが増えてくると、顕微鏡を土台にしてきた人たちとは違った発想がどんどん出てくる可能性があり、そうなると顕微鏡の意義というのはだいぶ変わってくるのではないでしょうか。

永谷 先ほど園田先生から、最初に経験させる顕微鏡手術は脳内血腫が多いというお話がありましたが、木下先生の施設ではいかがでしょうか？

木下 脳内血腫もありますが、最近は内視鏡でやってしまうことも多く若手が顕微鏡手術をする機会を奪っている側面もあります。腫瘍だと、**円蓋部の髄膜腫やテント上の転移性脳腫瘍、比較的小型の腫瘍**などからやってもらうことが多いですね。

園田 たしかに、最近は内視鏡でやる施設が非常に増えてきて、被殻出血の顕微鏡手術を経験する機会が減っていますね。昔、我々が最初に目指した**シルビウス裂の剥離**とい

う操作がきちんとできる人がだんだん減ってきた印象があります。分けられなくても専門医になれてしまうんですね。

　私自身は顕微鏡に慣れているのでいいんですが、これからの新しい世代の人たちに、「本当に顕微鏡手術がマストなのか」と聞かれるとなかなか答えがなくなってきているような気がしています。今、血管内がそういう状態になっていて、動脈瘤はその気になればほとんど全部、血管内1本でできてしまうので。

永谷　例えば後頭蓋窩の血管障害などで、どうしても血管内が難しくてハイフローバイパスが必要な症例もあると思います。そういうときのための直達術者は必要だと思っているんですが。

園田　もしかしたら、将来的に顕微鏡は大きい病院だけに必要なもので、術者も「本当にこの人」という人だけが残っていくような気もします。ある大学の先生は、「これからは外病院には内視鏡とカテーテルしか置かない、大学病院にだけ顕微鏡を置くつもりだ」と明言されていました。つまり、**コストの問題**で、高価な顕微鏡の購入は見合わせる、ということです。そういう意味でも、今後は外視鏡が広まっていく可能性があると思っています。

新妻　私たちのところでも、若手が最初に経験するのは**円蓋部髄膜腫**や**転移性脳腫瘍**が多いです。脳内出血は私自身も含めて内視鏡で取ってしまうっていうことが大半ですが、**皮質下出血**などですと、習熟度によっては内視鏡では難しいので、そういう場合は開頭することが少し増える印象です。

　園田先生がおっしゃるように、早くに血管内や内視鏡を習得するスペシャリストが一般的になって、顕微鏡でしっかりした手術ができる人は一部の基幹病院に少数だけいるというかたちが、今後は必然的に起こってくるんだろうなと思っています。

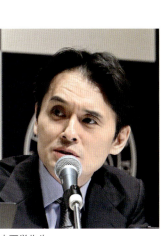

木下学先生

3. 外視鏡と術者教育

永谷 それでは、話を外視鏡に限らせていただいて、外視鏡と術者教育ということで、お考えを教えていただけますか。

園田 顕微鏡をやっている人と、どちらもやったことがない人ではやはり反応が異なります。ある程度顕微鏡の経験がある人に「外視鏡でやってみたら？」と促すと、「え？」っと、ちょっと嫌そうな顔して、終わった後に、「外視鏡でもできないことはないです」みたいなセリフを吐くことが多いですね（笑）。逆に言うと、**「外視鏡じゃないとこれは難しい」というようなものがない**ということもできます。やはり外視鏡が優位になるには何かブレイクスルーがないと、なかなか外視鏡に積極的に変えようとは思わないのかなっていう感じがしています。

　一方、顕微鏡をやったことがないような若い人たちはスムーズに外視鏡になじんでいくのですが、問題は外病院には顕微鏡しかないということで、そうするとやはり顕微鏡をやらないといけなくなって外視鏡に触れる機会もなくなってしまうという問題があります。

　もちろん、学生や若い人たちが**術者と同じ画面を見ながら手術を体感できる**のは圧倒的に教育効果は優れているんですけど、外視鏡の普及ということを考えると、何らかのものすごいアドバンテージが必要なのではないかと思っています。血栓回収療法で血管内治療の大きなブレイクスルーがあったような現象が起これば、あっという間に逆転する可能性があります。

木下 私のところは各術者に任せていて、「この器械を使いなさい」といった指定はしていないんですが、実は旭川医大も母校の大阪大も、8〜9割の手術が外視鏡になっているんですね。残りの1割はなぜ顕微鏡でやっているかというと、顕微鏡の手技や感覚を忘れたくないから、というのが理由です。でもその人たちですら、メイン機は外視鏡に

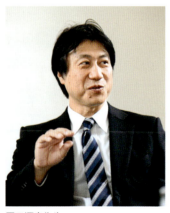

園田順彦先生

なっているんですけれども。

　先ほどの園田先生のお話の延長線上になるんですが、誰か若い人たちが憧れるような先生が「これからは外視鏡なんだ」と言った瞬間、たぶんバーッと流れるんじゃないかなと想像します。技術もそうですけど、誰がこの旗を振るのかというのも大きいのかなと思っています。

永谷　たしかにそういうところありますよね。我々も経鼻下垂体手術を始めた頃は「どうしてそんなにやりにくいことをやるんだ」というふうによく言われたんですが、影響力のある教授クラスの人たちが「これがいいんだ」って言うと、やはりそちらになびくんですよね。

新妻　やはり、術者も助手も全員が同じ画面を見るという外視鏡の教育効果は、ものすごく有用なはずです。園田先生もおっしゃったように、「外視鏡でもできる」っていう気持ちのままでいると、わざわざ苦痛な状態でやる必要がないというマインドセットのままになってしまうので、やはりそこは組織として方向性を示したり、学会のオピニオンリーダーが方向を示したりしないと、大きな方向性の変化は起こりにくいのかなと思っています。

4. 機器開発と外視鏡

永谷　それでは次に機器開発について、このあたりに造詣の深い新妻先生にまずご意見をいただければと思います。

新妻　機器開発となると、そもそものマーケットがあるかどうかでそれが進むかどうかが決まってしまうわけですけれども、外視鏡に関してはそれを導入する施設が一定数以上あるわけですので、これからも進化していくものだと考えます。一方顕微鏡は、細かい改善点はあるにしても、ほぼ成熟したものですので、ここからの変化はそれほど期待できません。

　「外視鏡を使いたくない」という理由を探せばいろいろ出てくるので、逆に言うとそこはすべて改善できる可能性があるポイントになってきます。よく言われる**レイテンシー（latency）**の問題にしても、**色の表現の再現性**にしても、ネットワーク技術も良くなっていますし、ディスプレイ技術も向上しているので改善可能と思われます。3Dに関しても裸眼3Dモニターなどが出てきていますので、だんだん顕微鏡に対するディスアドバンテージがなくなり、体位の自由性や教育効果といった、良いところが目立つようにはなっていくかと思っています。

木下　当科ではORBEYEを使用していますけれども、この機器は初号機にしてはものすごく完成度が高いと考えています。アームの自由度やナビゲーションとのリンクなど、改善してほしいところはもちろんいくつもありますが、それらも枝葉末節で、根本的な

技術開発は終わってるんじゃないかと思いますね。

　今後は機器本体もどんどん小型化していくでしょうし、解像度も、他の臓器の内視鏡のように3D8Kのものが出てくるのも時間の問題なんだろうと思っています。

園田　当科も最初に入った外視鏡がORBEYEでしたが、メジャーリーガーの最高峰みたいな顕微鏡のKINEVOとほぼ対等に勝負できたのは、製品のコンセプトがしっかりしているからだと思いました。逆に言うと、伸びしろはすごくあって、あとは技術面の問題だけなので、果たして10年後どうなっているのか、とても楽しみです。

　本書の**Ⅰ部第1章B-2**で遠藤英徳先生が、「自分で戦場で戦闘機を操縦するのが顕微鏡手術、画面を見ながらドローンで視察するのが外視鏡」といった書き方をされていて、なるほどなと思うところもありました。たぶんこの差はどんどん詰まって、すぐ抜いていくのかなっていう気はしています。

5. 外視鏡の特徴を理解する①：脳腫瘍と外視鏡

永谷　それではここからは各論として、疾患別にみていきたいと思います。まず脳腫瘍と外視鏡について、木下先生、コメントをいただけますか？

木下　脳実質内腫瘍と実質外腫瘍でそれぞれ、外視鏡の顕微鏡に勝る点があると考えています。**脳実質内腫瘍**の場合には、**特殊蛍光**がものすごく外視鏡がよい。私たちは顕微鏡はずっとPENTERO（カールツァイスメディテック）を使っていたんですが、5-ALAにしても、ICGの蛍光にしても、**外視鏡のほうが切り替えもハンディで、かつ画像もきれい**で圧倒的に使いやすい。特殊蛍光モードにしても白色光のバックグラウンドがよく出ているので、同時操作ができるわけですね、真っ暗闇の中でも。脳組織を触りながら手術を特殊蛍光下にできるというメリットがあります。

　それから**実質外腫瘍**の場合には、**体位取りの自由度がかなり高い**ので、重力懸架的な手術は顕微鏡よりはるかにやりやすいですね。今までかなりトリッキーだと思っていたものが、顕微鏡手術を習熟した者であれば比較的容易にできると思います。

園田　私が一番、「外視鏡は使えるな」と思ったのは、**覚醒下手術**でしたね。覚醒下手術は、患者さんの楽な体位でやる必要があるので、顕微鏡だと明らかにやりにくい手術になるんですが、外視鏡だとそういった問題は生じません。同様に、体位取りが難しい**大脳皮質腫瘍**なども**外視鏡にアドバンテージがある**と感じます。

　外視鏡で問題があるとすると、**出血**したときなんですね。出血点を見つけるときに、外視鏡だとどうしても微妙にピントがずれている印象があるんです。これはたぶん外視鏡を近づけていけばちゃんと合うんだと思うんですが、慣れていない状態でデジタルズームで調整してもうまく合わなくって、止血に難渋することになる。そうすると、「なんだ。やっぱり顕微鏡か」となってしまうのかな思っています。

木下 私の場合は近いところ、顔の横あたりにカメラを置いているので、デジタルズームは実は使ったことがありません。出血については、たしかに**赤のダイナミックレンジが狭い**ので、色調は結構こだわってセッティングしました。自分の目で見て、一番血液の分離がいいと思える色を探しましたね。いったんそこが決まると、その後は、そんなに顕微鏡のときと変わらないと思います。レイテンシーの問題はたしかにあるので、出血が多いときなどは「ワンテンポ遅いな」と感じることもなくはないですが、それもそのうち慣れてくると思います。

　深いところは拡大をしたほうがいいんですね。拡大すると、画面いっぱいが測光ポイントになるので、その奥のところを明るくするように補正します。手前の脳が映っていると、その部分が白く光るので、奥を照らしてくれないんですよね。

永谷 内視鏡の光はかなり明るいですから、外視鏡と併用するとよいと思います。一緒にやっていた渡邉督先生は現在、愛知医大で外視鏡（VITOM 3D）を使っていますが、内視鏡も必ず一緒に準備して使っています。併用してやる場合もあるし、途中で切り替える場合もありますが、両方使うと明るいと言っていますね。脳腫瘍の外視鏡手術で、これを導入してほしい、ということはありますか？

木下 脳腫瘍分野でみんながほしがっているのは、**ナビゲーションのオーバーレイ**だと思います。

園田 そうですね。KINEVOに付いているいわゆる情報系が、ORBEYEのテレビ画面のところに入ると、非常に使えるのかなと思います。

6. 外視鏡の特徴を理解する②：血管障害と外視鏡

永谷 では次は血管障害のほうに移りたいと思います。新妻先生、コメントをお願いできますか。

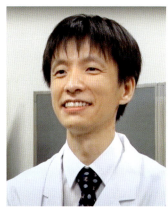

新妻邦泰先生

新妻 腫瘍に比べると、どうしても血管障害のほうは利点が薄くなってしまう気がします。体位の自由性については、**後頭蓋窩の手術**ではある程度優位性がありますが、腫瘍の場合ほど大きく変わるものではありません。血管障害の場合は、どうしても大きな出血があったり、もとから出血した状態から手術が始まるので、弱点になりやすい**赤のダイナミックレンジやレイテンシーの問題**が足を引っ張る部分ではないかと思います。バイパスについても、外視鏡で自由にバイパスができるようになるためにはかなり練習が必要だ、とおっしゃる先生が多いです。ある教授の先生は、自宅で卓上顕微鏡をセットして、それをディスプレイに映しながら血管吻合の練習をしたとおっしゃっていて、著名な先生でもそれぐらいの努力をされるのだとすると、やっぱり敷居が高いのかなと思います。

　ただここまでも話があったように、外視鏡自体の価値と将来性は相当高いですので、まずは腫瘍やvascular decompressionなどから導入して、その後、血管障害のほうにも活用する、というのがよいのではないでしょうか。

園田 血管性障害をやる先生に聞くと、「動脈瘤のような立体構造のものを見るのには、現状の外視鏡は不向きだ」と言います。腫瘍の場合は、同じ深さのところで操作するので外視鏡でも問題ないのですが、「手前の動脈瘤に明るさが合うと奥のM1が暗くてよく見えない」とかそういったことが困るようです。

木下 当科にも、クリッピングが非常に上手な中堅の先生がおられるんですが、IC-PCのくも膜下出血をはじめて外視鏡でやったときに、動脈瘤とクリップブレードとの距離を見誤って、ブレードで動脈瘤を刺してしまったことがあるんですね。それは事なきを得たんですけれども、「あんな距離だとは全く思っていなかった」というのが本人の感想でした。

新妻 **外視鏡を使ったクリッピング**では、比較的**こまめに角度を変えて見る**ほうがよいと思っています。そのほうが、適切な距離感や視野が確保できると思います。

7. 外視鏡の普及・発展のために

永谷 今後の外視鏡の普及はどうなりそうでしょうか？

園田 今後、おそらくこの5年くらいにどんどん新しい外視鏡が出てきて、ここまでの議論で挙げられたような様々な課題も解決する可能性があります。今後のことを考えると、先ほども申し上げたように、関連病院にどれくらい普及するかがかなりキーになるのかなと思っています。東京のほうだとすでに、「外視鏡だけで顕微鏡手術ができない人がいるので、（外視鏡のない）関連病院で困っている」といった逆転現象がすでに起こっているように聞きますので、教育の場面でも、今までの顕微鏡術者・カテーテル術者・内視鏡術者という考え方を改める必要が出てきます。脳神経外科学会でも、「顕微鏡手術

に〇〇……」という表現を「顕微鏡・外視鏡」のように変えるかどうか、議論されているところです。

　ただ、いわゆる顕微鏡術者が外視鏡の教育をするのはなかなか大変なので、やはり学会がサポートして、ハンズオンのようなかたちを実行するのがよいのかなと思っています。

木下　私の場合、ちょうど来年、自分が旭川に来てからはじめて教えた人たちが後期研修医で入ってくるという時期になるので、そうすると、私が退官するのがだいたい15～16年後になるんですが、そのとき彼らが40歳ぐらいになります。40歳って、ちょうど術者として自立するかどうかぐらいの年齢だと思うんですが、彼らの将来を考えると、外視鏡に重きを置いた教育をしたほうがよいのではと思う部分もあります。

新妻　顕微鏡も内視鏡も血管内も、そして外視鏡も学ばなければいけない時代ですが、必ずしも全部が超一流である必要はないので、**自分の一番得意なものを見つけて、それを主体に学ぶ**ということになると思います。その場合に、直達手術の教育を考えますと、先ほどからお話にありますように、コストの面からもだんだんと「2台目は顕微鏡ではなくて外視鏡」といったかたちで外視鏡が増えていくことが想定されますので、やはり早いうちから外視鏡にある程度重きを置いた教育を展開していくのが現実的なのではないかと思っています。

8. 外視鏡でどう指導するか

永谷　では少し見方を変えて、指導者の立場から、顕微鏡で慣れている先生がどうやって外視鏡を教えるかというという点についてご意見をいただければと思います。実は私も内視鏡をやり出した頃に同じようなジレンマがあって、自分は今まで顕微鏡でやってきて顕微鏡のほうがやりやすいんだけれども、どうしても内視鏡に移行しなければならないということを経験しました。

園田　まず、一番駄目なのは、自分の感覚から「外視鏡は使えない」みたいなことをみんなの前で言うことではないでしょうか。若い人たちは結構素直なので、上司がそういうことを言うと、「ああ、そうなんだ。そういうものなんだな」と思ってしまう。だから、「自分は使わないけど、君たちは外視鏡ができるようになったほうがいいよ」というふうに言って使用を促すのがよいのではないかと思います。私自身は血管内も内視鏡もやりませんし、直達手術一本の人間ですが、教室員はカテーテルも内視鏡もやります。じゃあ彼らはどこで勉強したのかというと、学会のハンズオンに行ったり、いろんな人に来てもらって覚えてくる。少なくともその足を引っ張らないっていうのが一番の仕事だと思っています。

　若い人って、そうやって伸ばしていくと、血管内などは私が分からないので、自信満々

に語るわけですよね、顕微鏡だと私に怒られてばかりの人でも。外視鏡も、若い人が「俺は外視鏡ができるけど、教授はできないんだ」となったほうがかえっていいのかなと思ったりもしますね。

でも実際のところ、指導するのは顕微鏡のほうが楽ですね、一緒に術野に手を入れられるので。外視鏡は画面で指導するので、指導の仕方も今までと変えないといけないですね。

木下 私は実はずっと外視鏡に移行できなかった人間で、関連病院から大学に戻って、ORBEYEがあったにもかかわらず、ずっと顕微鏡で手術していたんですよ。それこそ、「使えない」と決めつけていたんですが、非常に幸いなことに、ある年のコングレス総会で「外視鏡のことを話してくれ」とアサインされて、それで使わざるを得ないという状況に陥って強制的に使ったらだんだんとその良さが分かったということがありました。中堅以上の先生が外視鏡を始める場合には、何らかのそういう外的強制力が必要かもしれません。

教育という意味では、若手に自由にやらせるというのは、園田先生の言われる通りで、「自分だったら違ったやり方でやるんだけどな」と思っても、大きく道さえ外していなければ「やってみて」という感じではやってもらっています。

新妻 私自身は内視鏡と血管内ばかりやっている人間ですが、術者と一緒に学ぼうというつもりで助手に入って、「外視鏡はこういうところもいいんだね」とか、ともに良いところを見つけながらやっています。何かあっても顕微鏡に切り替えて対応することもできますので。

永谷 そうですね。やはり我々が顕微鏡で培った技術というのは綿々と伝えられてきたものであって、たとえ外視鏡になっても、例えば吸引の基本的な使い方とか、伝えるべきことはあるんですよね。一緒に手術に入ると、時々そういうところもコメントできることがあるものですから、少しは若い先生たちの役に立てているのかなと思っているところです。

9. 世界の中での外視鏡手術

永谷 さてここまで、日本での外視鏡手術について話をしていただきましたが、海外での外視鏡手術の状況についてはいかがでしょうか。

木下 ここ数年、**アメリカ**のコングレスに出席していますが、あちらでもORBEYEのブースが出ていて、いつも黒山の人だかりで、たいへん興味を持たれている印象です。実際に使ってみて楽だった、といった声も聞こえてきます。導入する施設はアカデミックセンターでもそれなりにあり、そういう論文もよく見ますから、販売ルートがどれぐらいあるかは分かりませんが、日本と似たような状況ではないかと想像します。

学会では、「顕微鏡はないといかん」といったことを言う大御所の方もおられて、若手でも「顕微鏡をやりたい」と言っている人が少なくない印象ですが、マーケットそのものは外視鏡に移っていっている印象です。

新妻 アメリカだと、**耳鼻科**などでも外視鏡が使われていて、各領域で外視鏡が広まっているように聞きます。

木下 アジアへの普及はまだこれからのようで、少なくともオリンパスは中国に販売ルートを持っていないんですね。だから、海外でORBEYEの手術をお見せすると、中国や香港の人たちは「実際どうなんだ」と、ものすごい質問してきます。興味は持っているけれども買えない、そういう状況のようです。

10. 直達手術の未来

永谷 外視鏡を含めて、今後の直達手術の在り方、手術の未来について、ぜひ夢のある話をお聞かせいただきたいんですが。

園田 やはり**デジタルに変換**するというのは、ものすごい情報が同時に得られると思うんですね。今後、ナビゲーターとリンクすることによって画面上にいろいろな情報が表示されるようになり、例えば「ここは腫瘍の確率が85%」とか「神経まで3ミリです」といったことまで分かるようになるかもしれない。「こっちに行ったら危険度何%」のようなアラートを出す機能も出てくるのではないでしょうか。

木下 やはりこれから**ロボット手術**は、脳神経外科の分野にも絶対入ってくるんだろうと思っています。実際、バイパス用のマイクロロボット手術のデモをしている会社もあります。そうなると、今、われわれが行っている技術がロボットを介して忠実に実行され、その動きが全部データとして蓄積されるので精度が上がっていきます。われわれ脳神経外科医が「人間だからできる」と言ってきた技術がロボットにとって代わられる時代にいずれはなるんだろうなと思いますね。

その一方で、それぐらい科学技術が発達したときは、非手術療法も発達するので、手術も自然に減っていくという、両方のジレンマで外科医がどうやって残っていくのかという問題が発生し得ます。次の50年、夢もあるけど、ちょっと悲しいかもと思って見ています。

新妻 やはり**デジタル化**がポイントだと思うんですが、**直達手術で頭を開けることでしか得られない情報**というのはまだたくさんあると思うんです。デジタル化された外視鏡が広まることによって、世界中で取得されたビッグデータが集まり、外視鏡の見かけだけで病理的な診断も予測できるようなものになってくる可能性もあって、大きく世界が変わるのかもしれないとは思っています。

永谷 皆さん、非常に夢のある話ですね。個人的には、デジタル技術の進化で、カメラ

の小型化がどんどん進むと思っています。小型化が進むと、いわゆる**多視点手術**、一つの術野の中に複数のカメラを置いて、それをシームレスに変えて好きなところから見れるっていう、そういうような術野が得られるのではないかと思っています。

あるいは、これは個人的に内輪の会も持ってるんですが、いわゆる**水中手術**ですね。これは現在のところは内視鏡手術になるんですが、完全に水中で手術をすると、組織に対する侵襲がかなり減らせるんですね。この方法は他の科でも結構研究が進んでいますが、脳はもともと水の中にあるものですから、今後は脳神経外科でも進んでくるのかなと思っています。

11. おわりに

永谷 最後に、まとめとしてみなさん一言ずつ、外視鏡に関して思うことをお話していただければと思います。

木下 自分の40年のいわゆる現役キャリアの途中で、こういうふうに今、脳腫瘍の手術に携わっている者として、手術機器そのもので、大きな、またパラダイムシフトを切るのを目の当たりにできたというのは、すごく幸せなことだと思っています。それぐらい大きな技術革新だと、この外視鏡というものを捉えております。

園田 逆に、私はもうそんなに先が長くないので、皆さんに比べるとたぶん外視鏡の真髄を知る前に引退するのかなと思ったりもしていますが、数年経って、外視鏡がどういう立ち位置になっているのか、すごく興味はあります。

新妻 今回、この企画の中でいろいろなことを勉強することができて、大変良かったと思っています。私は、やはりこれから外視鏡がどんどん伸びていって、また新しい技術、コンセプトの基本は一緒だとしても、より良いところが積み重なっていくと思いますので、今後が楽しみです。おそらく外視鏡がメインストリームになっていく可能性が高いと思いますので、ぜひキャッチアップしていけたらと思っています。

永谷 ぜひ日本から、特に若い人の新しいアイデア、奇抜なものでもよいので、そういうもので何かブレイクスルーができたらいいなと思っています。本日はありがとうございました。

（2025年1月30日収録）

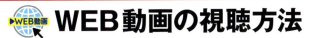
WEB動画の視聴方法

本書の動画マークのついている項目は、WEBページにて動画を視聴できます。以下の手順でアクセスしてください。

■ **メディカID（旧メディカパスポート）未登録の場合**
メディカ出版コンテンツサービスサイト「ログイン」ページにアクセスし、「初めての方」から会員登録（無料）を行った後、下記の手順にお進みください。

https://database.medica.co.jp/login/

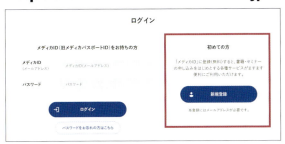

■ **メディカID（旧メディカパスポート）ご登録済の場合**
①メディカ出版コンテンツサービスサイト「マイページ」にアクセスし、メディカIDでログイン後、下記のロック解除キーを入力し「送信」ボタンを押してください。

https://database.medica.co.jp/mypage/

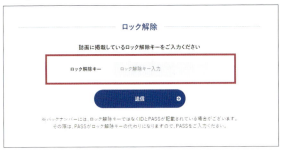

②送信すると、「ロックが解除されました」と表示が出ます。「動画」ボタンを押して、一覧表示へ移動してください。
③視聴したい動画のサムネイルを押して動画を再生してください。

ロック解除キー　20exosc25TN

＊WEBページのロック解除キーは本書発行日（最新のもの）より3年間有効です。有効期間終了後、本サービスは読者に通知なく休止もしくは終了する場合があります。
＊ロック解除キーおよびメディカID・パスワードの、第三者への譲渡、売買、承継、貸与、開示、漏洩にはご注意ください。
＊図書館での貸し出しの場合、閲覧に要するメディカID登録は、利用者個人が行ってください（貸し出し者による取得・配布は不可）。
＊PC（Windows / Macintosh）、スマートフォン・タブレット端末（iOS / Android）で閲覧いただけます。推奨環境の詳細につきましては、メディカ出版コンテンツサービスサイト「よくあるご質問」ページをご参照ください。

索引

数字

3D-Eye-Flex ……………………… 36, 37, 39
3D酔い ………………………………………… 71
4K3D（3D4K） ………… 44, 111, 134, 148
　── heads-up surgery ……………… 45
5-ALA ………………………………………… 44

A-H

ARveo ……………………………… 173, 174
CEA ………………………………… 187, 191
combined subtemporal and retrosigmoid
　approach ………………………………… 99
contralateral approach ………………… 87
DuraGen …………………………………… 22
falcotentorial meningioma …………… 102
glioblastoma …………………………… 171
HawkSight …………………………… 148, 149
heads-up surgery ………… 44, 47, 69, 160

I-N

ICG ………………………………………… 44
　── videoangiography ……………… 118
interhemispheric approach ……… 28, 115
interhemispheric fissureの剥離 ……… 119
keyhole surgery ……………………… 109
KINEVO …………………………………… 68
　── 900 …… 44, 57, 68, 69, 70, 148, 173
lateral suboccipital approach ………… 97
McCarty keyhole approach …… 110, 115
MMBS …………………………… 144, 145
MVD ……………………………………… 134
NBI ………………………………………… 44
no-burr hole craniotomy ……………… 94

O-T

occipital transtentorial approach …… 101
ORBEYE … 39, 44, 57, 59, 68, 69, 70, 111,
　　　　116, 144, 148, 174, 182, 183, 209
　──本体の設置 ………… 163, 164, 185
pterional approach …………… 26, 27, 115
pterional keyhole approach …… 109, 115
SAH ……………………………………… 194
scopic spine surgery ………………… 144
scopist …………… 12, 31, 57, 71, 124
sphenoid ridge keyhole approach
　………………………………… 109, 110, 111
STA-MCA bypass術 ……………… 127, 131
subependymoma ……………………… 176
subtemporal approach ………………… 98
Sylvian fissure剥離 …………………… 113
TCR ………………………………………… 84

U-V

UniArm …………………… 57, 70, 148, 154
VITOM ………………… 35, 36, 44, 50, 68
　── 2D …………………………………… 50
　── 3D …… 50, 57, 58, 69, 70, 144, 148,
　　　　　　　　　　　　　　152, 174

あ行

アーム …………………………………… 185
　──の方向 …………………………… 185
アプローチ変更 ………………………… 102
イノベーター理論 ………………………… 76
色の表現力の比較 ……………………… 107
エルゴノミクス ……………………… 77, 78
円蓋部髄膜腫 …………………… 206, 207
横静脈洞 ………………………………… 136
オーバーレイ …………………………… 211

か行

外視鏡 …………… 12, 13, 24, 33, 35, 44, 68, 77, 106, 204
　——下クリッピング術 ………………… 122
　——手術 …… 24, 25, 57, 86, 97, 152, 174
　——と内視鏡のコンビネーション ……… 33
　——と内視鏡を組み合わせた小開頭手術
　　……………………………………………… 64
　——・内視鏡の併用 ……………… 66, 153
　——の映像機構 ……………………… 106
　——の開発 …………………………… 35
　——の普及 …………………………… 212
外傷 ………………………………………… 152
　——性髄液漏 ………………………… 152
外側後頭下開頭（術） ………………… 21, 136
外側後頭下到達法 ……………………… 97
開頭 ………………………… 16, 19, 65, 92
拡大調整 …………………………………… 27
拡大率 …………………………………… 195
下垂体腫瘍 ………………………………… 12
カメラ …………………………………… 185
　——の高さ …………………………… 185
　——の方向 …………………………… 185
カラーモード …………………………… 176
観察術野 ………………………………… 195
顔面けいれん ……………………… 21, 55
キーホール手術 …………………… 30, 31
機器開発 ………………………………… 209
機能脳神経外科 ……………………… 163
吸引管 ……………………………………… 95
急性硬膜下血腫 ………………………… 152
鏡視下手術 ………………………………… 24
筋層の翻転 ………………………………… 18
くも膜剥離 ………………………………… 83
グラスタイプ ……………………………… 62
グリオーマ ……………………………… 172
頸動脈内膜剥離術 ………………… 187, 191
経鼻手術 ………………………………… 29

経鼻内視鏡手術 ……………………… 12, 13
血管障害 ……………… 104, 109, 115, 122, 127, 211, 212
血管内治療 …………………… 104, 109, 115
血管剥離 …………………………………… 83
血管吻合 ………………………… 127, 130
顕微鏡 ………………………………… 12, 13, 77
　——下操作 ……………………… 82, 93
　——手術 …… 13, 16, 24, 25, 53, 80, 205
高位病変 ………………………… 190, 191
光学性能 …………………………………… 69
膠芽腫 …………………………… 168, 172
後交通動脈瘤 ……………………………… 26
光軸 ……………………………………… 195
後頭下開頭 ………………………………… 20
後頭部経テント到達法 ………………… 101
硬膜形成 …………………………………… 22
硬膜縫合 …………………………………… 22

さ行

座位 ………………………………… 58, 61
再発症例 ………………………………… 101
サブモニター …………………………… 184
三叉神経心臓反射 ……………………… 84
三叉神経痛 ……………………… 134, 136
　——手術 …………………………………… 53
色調調整 ………………………… 176, 196
止血 …………………………… 21, 22, 171, 172
視軸 ……………………………………… 195
実質外腫瘍 ……………………………… 210
指導 ……………………………………… 213
手術 ………………………………………… 12
　——室セッティング ……………………… 58
　——室セットアップ ……………………… 60
出血 ………………………………… 21, 210
術者 ………………………………………… 12
　——教育 ………………………… 78, 208
　——姿勢 ………………… 27, 58, 61, 66

──の位置	184
術中神経モニタリング	14
腫瘍	76, 172, 210
──発生母地	81
上衣腫	161
焦点切除術	163
小児脳腫瘍	161
小児脳神経外科	160
小脳腫瘍	171
小脳転移性腫瘍	178
小脳テント髄膜腫	91, 97
──の発生部位分類	97
小脳病変	168
静脈洞壁からの出血	22
助手	12
──の位置	184
シリンダー手術	30
白とび	48, 71, 176
神経血管減圧術	53
神経内視鏡手術	29
人工硬膜	22
髄液漏	152
髄芽腫	161
水中手術	216
髄膜腫	206
スキンステイプラー	23
スコープ	195, 197
──位置	197
脊髄脂肪腫	160
脊髄髄膜瘤	160
脊椎脊髄外科	144
脊椎脊髄疾患	144
舌咽神経痛	134, 136
セッティング	17, 91, 193
──の変更	102
──レイアウト	182, 183
前交通動脈瘤	115
前頭蓋底の操作	119
浅側頭動脈−中大脳動脈吻合術	127

先天性疾患	160
前頭側頭開頭	46
操作軸	195
側頭下到達法	98

た行

体位	16, 25, 58, 65, 78, 80, 81, 87, 91
対側アプローチ	81, 82, 88
大脳鎌	80, 84
──からの出血	84
──小脳テント髄膜腫	103
──髄膜腫	80, 86
第四脳室内腫瘍	161
中大脳動脈瘤	109, 122
直達手術	205
ディスプレイ	51
テクスチャー	173
デジタル化	215
デジタルズーム	210
転移性脳腫瘍	178, 183, 206, 207
テント髄膜腫	91, 97
頭位	27, 80, 81, 87, 91, 92, 117
──に応じた脳の変形	27
導出静脈	93
同側アプローチ	81, 82
ドナー	129

な行

内視鏡	12, 13, 198, 211
──手術	29
ナビゲーション	14, 211
難治性てんかん	163
二分脊椎	160
脳血管障害	165
脳実質内腫瘍	210
脳室内腫瘍	176
脳腫瘍手術	77

脳神経外科手術	12, 16, 77
——の未来	14
脳動脈瘤	109, 115, 122, 194
脳内血腫	206
脳内出血	206
脳べら	95
脳梁離断術	163, 164

は行

バイパス	127
——手術	165
ハイプサイクル	104, 105
半球間裂	28
被殻出血	206
微小血管減圧術	21, 134
皮膚切開	17, 65, 92
フィブリン糊	22
閉創	22
閉頭	84, 95
偏光メガネ	50
片側顔面けいれん	134, 136

傍矢状洞部髄膜腫	17, 80

ま行

慢性硬膜下血腫	152
未破裂中大脳動脈瘤	109, 122
迷走神経刺激装置留置術	163, 165
眼鏡	46
モニター	195
——配置	113, 183
もやもや病	165

ら行

ラーニングカーブ	40
立位	58, 59, 61
立体視	71
レイテンシー	209, 211
レシピエント	129
ローンスターリトラクターシステム	127
ロボット手術	215

脳神経外科 外視鏡手術 Professional
―顕微鏡・神経内視鏡の理解を踏まえて／28本のWEB動画付き

2025年5月10日発行　第1版第1刷

監　修　齋藤 清
編　集　永谷 哲也／木下 学／新妻 邦泰
発行者　長谷川 翔
発行所　株式会社メディカ出版
　　　　〒532-8588
　　　　大阪市淀川区宮原3-4-30
　　　　ニッセイ新大阪ビル16F
　　　　https://www.medica.co.jp/
編集担当　岡哲也
編集協力　齋藤里美／加藤明子
イラスト　谷村圭吾
表紙イラスト　遠藤未緒
装　幀　神原宏一
組　版　イボルブデザインワーク
印刷・製本　株式会社シナノ パブリッシング プレス

© Tetsuya NAGATANI, 2025

本書の複製権・翻訳権・翻案権・上映権・譲渡権・公衆送信権（送信可能化権を含む）は、(株)メディカ出版が保有します。

ISBN978-4-8404-8809-9　　　　　　　　　　　Printed and bound in Japan

当社出版物に関する各種お問い合わせ先（受付時間：平日9:00～17:00）
●編集内容については、編集局 06-6398-5048
●ご注文・不良品（乱丁・落丁）については、お客様センター 0120-276-115